解读时空基因密码（续集）

——疾病早知道

陆致极 ○ 著

中国中医药出版社

·北京·

图书在版编目（CIP）数据

解读时空基因密码：续集：疾病早知道 / 陆致极
著 . —北京：中国中医药出版社，2020.1
ISBN 978-7-5132-5793-0

Ⅰ.①解…　Ⅱ.①陆…　Ⅲ.①疾病学—研究　Ⅳ.
① R366

中国版本图书馆 CIP 数据核字（2019）第 247124 号

中国中医药出版社出版

北京经济技术开发区科创十三街 31 号院二区 8 号楼
邮政编码　100176
传真　010 64405750
三河市同力彩印有限公司印刷
各地新华书店经销

开本 710×1000　1/16　印张 15.5　字数 170 千字
2020 年 1 月第 1 版　　2020 年 1 月第 1 次印刷
书号　ISBN 978 - 7 - 5132 - 5793 - 0

定价　69.00 元
网址　www.cptcm.com

社 长 热 线　010-64405720
购 书 热 线　010-89535836
侵 权 打 假　010-64405753

微信服务号　zgzyycbs
微商城网址　https：//kdt.im/LIdUGr
官 方 微 博　http：//e.weibo.com/cptcm
天猫旗舰店网址　https：//zgzyycbs.tmall.com

如有印装质量问题请与本社出版部联系（010 64405510）

内容提要

本书是《解读时空基因密码：轻松知道你的先天体质》的续篇。

作者以收集到的七类常见病案及癌症病案为样本，应用当代大数据的科学理念，使用数理统计（模糊聚类和逻辑回归）算法和计算机程序，展示了个体出生时间的时空结构与后天多种疾病之间的相关性。在深入挖掘和描写各类先天疾病模型特征的基础上，实现计算机程序对先天禀赋之潜在疾病信息的预测工作。同时，将它们与《黄帝内经》五运六气学说联系起来，进一步完善作者提出的因时制宜、与时俱进的个性化保健策略，去实现中医"治未病"的崇高理想。

本书也是一份时空基因研究工程具体实施的规划书。作者期待更多有志于复兴中华文化的读者和单位参与这项工程，共同去开拓东方生命科学的新天地。

读者可以使用微信扫描二维码，关注"时空基因健康评估"公众号平台。平台配有先天体质及疾病倾向的预测程序。

序言｜度量先天禀赋　把握自身健康

中医注重先天禀赋。

禀赋是个体在先天遗传的基础上及胎孕期间与出生时内外环境的影响下所呈现的一种相对稳定的综合特征。这种特征可表现在体态结构上的区别，也可表现在生理功能与体能上的不同；或表现为心理状态和性格差异；或表现为易患疾病的倾向等方面。这是构成人体体质的重要因素。其形成于出生之前，决定于出生之时。先天禀赋因人而异，所以中医在治病过程中需要了解各人的先天禀赋特征，或"同病异治"，或"异病同治"，辨证论治、辨质论治，以达到最佳疗效；或"不治已病治未病"，通过饮食起居等个体生活习惯改变而起到良好的预防疾病作用。

《灵枢·经脉》写道："人始生，先成精。"《灵枢·决气》又进一步指明："两神相搏，合而成形，常先身生，是谓精。"《灵枢·天年》称人"以母为基，以父为楯"。张景岳注曰："人之生也，合父母之精而有其身，父得乾之阳，母得坤之阴，阳一而施，阴两而承，故以母为基，父为楯。"张景岳又称"人之始也，本乎精血之原"。所以人之生命是自父母之阴阳交合媾精而始，以父母精血为物质基础，方能身形发育，构成脏腑组织、身体结构、神志活动等生命特征。现代遗传学认为，人类通过生殖细胞的物质与信息传递，将亲代的个体体质特征给予子代。基因是这种信息传递的基本单位，它由 DNA 序列来承载，以控制生物性状的遗传信息。这一点，古今所说意义相同，而现代医学更能精确地进行基因检测。

"命之所有，先天也。"《素问·宝命全形论》说："人生于地，悬命于天，天地合气，命之曰人。"意思是说，人虽然出生于"地"，但是生命来源于"天"，而且人是经由"天地合气"所生成的。也就是说，人是"天"与"地"共同作用下的产物。《中藏经·人法于天地论》认为："人者，上禀天，下委地；阳以辅之，阴以佐之；天地顺则人气泰，天地逆则人气否。"这都说明人出生时刻与天地、阴阳的关系密切。《素问·宝命全形论》开篇就说："人以天地之气生，四时之法成。"这"天地之气""四时之法"，也即出生时的时空特征，来自于父母精血的胎元，于母体中得到滋养，孕育十月而成形。然而，在降生一瞬间，需呼吸交流大自然元气、感应时空地理物质元素，才脱离母体而成为自主循环、代谢的生命，真正成为天地人"生命共同体"的一员。出生时空特征对个体先天禀赋产生了决定性影响，也可认为是另一种"基因"密码。

如何判析与度量不同个体之先天禀赋呢？通常还都是一个笼统的概念。临床上只是根据某些临床表现与舌脉体征，来推断先天禀赋的盛衰。虽然《灵枢·通天》以阴阳含量多少（少阳、太阳、阴阳和平、少阴、太阴）而分成5态;《灵枢·阴阳二十五人》更全面提出了25种体质分类，但在现代临床上应用甚少。国医大师王琦教授提出中国人的9种体质学说，为现代中医开辟了一个新局面。体质秉承于先天，得养于后天。所谓先天，主要指先天禀赋，它包括种族、家族遗传、婚育、种子，以及养胎、护胎、胎教等。中医体质学说使人们对先天禀赋有了进一步认识。

陆致极博士是著名文化学者。长期以来，他以深厚的国学修养、现代科学理念和方法，独辟蹊径，对出生时间与健康、疾病的关系做了深入的研究。他博览群书，探赜索隐，又不断实践求证，《又一种"基因"的探索》（2012年）是第一本研究报告。它参考王琦教授9种体质学说，对100多例体质测试与相应出生时空进行计量分析，发现其具有某种关联性，并创造性地归纳出8种体质11小类先天体质倾向的基本模式图，这是对"时空基因"密码的最初解读。

数年后，他以其累积的1085条案例为样本，用数理统计相关分析的方法检测出生时空结构特征与体质的对应关系，创建了五脏气机模式图，并进一步将先天体质与五运六气学说联系起来，探讨了个人先天禀赋与变迁的自然大环境之间的关系。其研究成果见于《解读时空基因密码：轻松知道你的先天体质》（2017年）。

近年来，中医界已有开展出生时间对疾病、健康影响的临床流行病学调查研究，从目前发表的数篇论文来看，虽调查样本量不小，但均以出生时五运六气特征来加以分类描写。与之相比，陆先生的研究直接以出生时空（年、月、日、时）之阴阳五行做出计量分析，显然更为精细，也更为精确。他还兼顾五运六气做出动态分析。可以这样说，陆先生在这一领域的探索具有划时代的意义。

2017年底，陆先生再传捷报：新作《解读时空基因密码（续集）——疾病早知道》已定稿。这是他相关研究的第三本著作，从疾病入手，以所收集的七类常见病案（986例）以及癌症病案（238例）为样本，使用模糊聚类和逻辑回归算法和计算机程序，展示了个体出生时间的时空结构与后天多种疾病之间的相关性；也揭示了各类先天疾病模型特征，并应用计算机程序对先天禀赋之潜在疾病信息进行预测。陆先生发现，先天五脏能量分布的偏颇性是后天发生疾病的重要条件，五脏相克关系是潜在疾病发生的主要线索。他还发现了五脏内部阴阳关系的偏颇性与疾病的关系，许多癌症病案显露了这样的特殊性。这为进一步解读时空基因信息积累了有益的经验。本书基于对疾病患者先天禀赋的分析，在临床上更有意义，据此制订的个体化健康指导方案更有针对性。

陆先生的研究工作继承了中华先哲的智慧，结合现代大数据，运用统计学和计算机程序，用"时空基因"的概念，使先天禀赋成为能计量的数组，探讨它与体质、疾病的相互关系。这虽然只是尝试，还有需完善之处，但这项研究从**中医本源**出发，运用现代科学的思想与方法，以现代医学"金标准"的循证思维，使"模糊"的中医概念有了"定量"或"半定量"的数学模式，为中医研究开辟了一条新路。

鄙人才疏学浅，承蒙陆先生垂青，三邀为其著作写序，盛情难违，备感荣耀。数年来目睹陆先生坚持不懈、精益求精、砥砺前行的探索过程，敬佩不已，衷心期待他的研究在实践应用方面有新的成就！

陈业孟

2019 年 2 月于纽约中医学院

陈业孟（1962—），医学博士，先后毕业于上海中医药大学与北京中医药大学。曾任职于上海医科大学（现复旦大学）附属华山医院。现为美国纽约中医学院院长，美国针灸与东方医学院校认证委员会（ACAOM）主席、全美华裔中医药总会（NFCTCMO）会长、世界中医药学会联合会主席团执行委员、世中联头针专业委员会副会长、世中联教育指导委员会常务理事、海外华人中医论坛副主席、世界华人中医医师协会副会长，上海中医药大学、江西中医药大学、复旦大学中西医结合研究院客座教授，人民卫生出版社中医药专家委员会委员。

前言 |

自 2010 年以来，我一直关注着这个课题：个人的出生时空与其健康之间的相关性。事实上，个人出生时空联系着他的生命信息，是根植于东方古老文化沃土中的一个伟大假说。

2012 年初出版的《又一种"基因"的探索》，是我最初的研究手记。当时收集的案例虽少，但已经可以观察到自然时空给每一个新生儿打上的"印记"与其先天体质的构成有着密切的联系。我不能不由衷地赞叹中华先哲的**天地人合一的智慧**。因为《黄帝内经》说："天地合气，命之曰人。"故我把个体初始状态下这种天地"合气"的结果，称之为"时空基因"，以区别于现代生物学意义上的遗传基因。

由于多年案例的积累，时空基因与体质的相关性研究有了突破性的进展。应用现代大数据的科学理念和方法，不仅可以证明出生时空里确有先天体质的信息，同时运用统计学方法和计算机程序，还可以根据出生时空特征去预测个人的体质类型，这为在现代去实践古中医"治未病"的理想打开了广阔的天地。这是 2017 年出版的《解读时空基因密码：轻松知道你的先天体质》的主要内容。

本书是上述工作的继续，它的主题是**时空基因与疾病的相关性**。

它以收集到的七类常见病案（心脏病、脑血管病、肝系病、肺系病、肾系病、胃病和糖尿病）以及三种癌症病案（肝癌、肺癌、胃癌）为样本，使用数理统计（模糊聚类和逻辑回归）算法和计算机程序，展示了个体出生时空结构与后天多种疾病之间的相关性。在深入挖掘和描写各类先天疾病模型特征的基础上，实现计算机程序对先天禀赋之潜在疾病信息的预测工作。接着，将它们与《黄帝内经》五运六气学说联系起来。这种先天时空与后天运气推移的结合，内因条件与动态的外部环境的结合，进一步完善了作者提出的因时制宜、与时俱进的个性化保健策略。

在时空基因与先天潜在疾病关系的具体探究过程中，作者有不少**新的发现**。比如，先天五脏能量分布的**偏颇性**是后天发生疾病的重要条件；五脏相克关系是潜在疾病发生的主要线索；不仅要重视五脏之间的五行生克的偏颇性，还要更深入地挖掘五脏内部阴阳关系的偏颇性，许多癌症病案显露了这样的特殊性等。这为进一步解读时空基因密码积累了有益的经验。

作者认为，时空基因的研究应该是一个承继中华优秀文化智慧，并能在现代科学方法和工具的帮助下使之发扬光大、服务于人类健康事业的**大项目**。它凸显了东方生命观的重要特征。囿于作者个人有限的资源和学识，不可能独自去完成这样的大项目。作者之所以殚精竭虑，反复实验，锲而不舍，完全是出自对中华先哲那种超越时代的睿智的由衷敬仰。事实上，本书只是为开展这样的项目提供一个理论分析模型，提供一个如何实施它的雏形框架，**期盼有志于复兴中华文化的读者（或单位）一起来参加这种探索**。目前引用的仅 1000 多个案例，如果我们有上万个临床分类案例作为分析的基础，**让数据来说话**，那将是怎样的景象啊！

作者在本书的实验和写作过程中，得到了许多朋友的帮助和鼓励，他们中有：卢津源、王永成、鲍卿、戴理宏、何重建、庄圆、胡志强、金晓常、吴道平、吴本荣、吴春晖、徐飞、安广青、龚启明、梁知、洪大德、秦玮、祁汉群、奚颂华等。作者要感谢全美华裔中医药总会会长、纽约中医学院院长陈业孟博士再次为本书写了序言；邢斌医师阅读了部分初稿，提了有益的意见；我的学生们为这项研究提供了很多帮助：孙晓龙为本书制图和校对做了大量工作，他是我的数据与程序的工程师；统计学博士夏林、张楠为本书的统计程序提供了意见；谢平、王建涛、陈安定、沈志齐、汪涓提供了资料，秦敏禾则直接在临床治疗方面参与了本书的实践（见附录）。作者还要感谢妻子魏晓明的支持。最后，要向本书的策划编辑华中健女士，为她一如既往地热情支持和辛勤劳动，致以衷心的谢忱。

　　已近岁暮，窗外的残雪在阳光下熠熠生辉。此时我想起了英国诗人雪莱的诗句："冬天来了，春天还会远吗？"

陆致极

2018 年 12 月 18 日于芝加哥

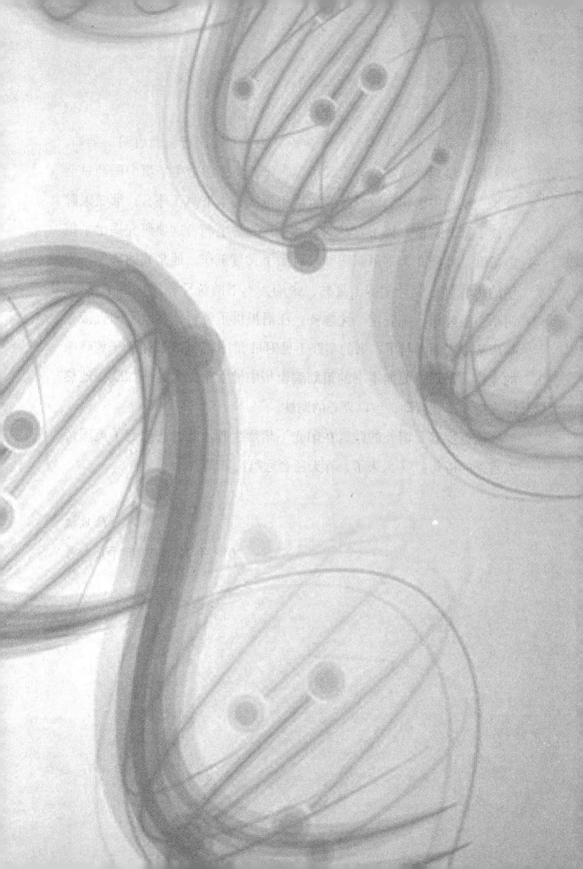

目录 |

引言 『总统先生……』

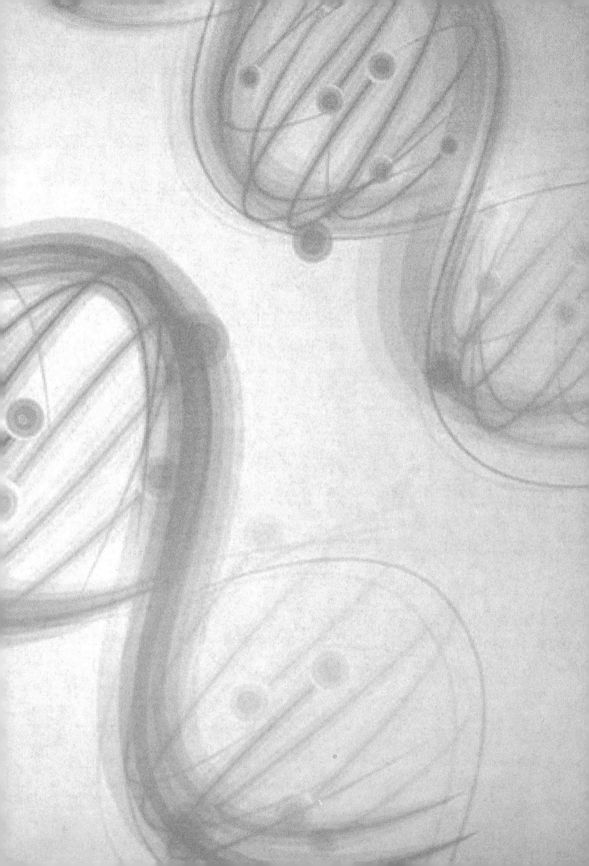

2000 年 6 月 26 日星期一，在人类科学发展史上，尤其是现代生命科学研究史上，这是一个值得纪念的日子。

这一天，参加人类基因组工程项目的美国、英国、法国、德国、日本和中国的 6 国科学家共同宣布，人类基因组草图的绘制工作已经完成。

这一天，美国总统克林顿在白宫向全世界宣布完成了人类基因组图谱的草图。他说："今日，我们学习了上帝创造生命的语言。在具备这种深奥的新知识后，人类即将获得崭新、强大的治疗力量。"

话语中充满了自信、自豪，踌躇满志。这也是当时活跃在生命科学研究前沿的科学家们的共同心态。

诚如成功地发现 DNA 是双螺旋结构的科学家之一——美国生物学家詹姆斯·沃森在《DNA：生命的秘密》中写道："如今，DNA 这本'人类说明书'就完整地呈现在我们眼前。"（《DNA：生命的秘密》前言）

什么是 DNA？对今天的读者来说，DNA 已经不是一个陌生的化学专用名词了。DNA 为英文 Deoxyribonucleic acid 的缩写，是脱氧核糖核酸，是染色体的主要化学成分。带有遗传讯息的 DNA 片段称为"基因（遗传因子）"。基因支持着生命的基本构造和性能，是控制生物性状的基本遗传单位。

　　基因的研究历史并不算久远。它可以追溯到 19 世纪 60 年代，遗传学家孟德尔（1822—1884，奥地利修道士，遗传学的奠基人，被誉为现代遗传学之父）提出的生物的性状是由遗传因子控制的观点，但这仅仅是一种逻辑推理。

　　"基因（Gene）"这个词，是 1909 年丹麦遗传学家维尔赫姆·路德维希·约翰逊（1857—1927）在《精密遗传学原理》一书中正式提出的。

　　20 世纪初期，美国遗传学家托马斯·亨特·摩尔根（1866—1945）通过果蝇的遗传实验，认识到基因存在于染色体上，并且在染色体上是呈线性排列，从而得出了染色体是基因载体的结论。1933 年，他由此得到了诺贝尔奖。

　　真正引起生物学一场革命的是确定 DNA 的结构。这个历史性工作是由美国沃森（1928—）和英国克里克（1916—2004）在 1953 年春天成功揭开的。他们发现，DNA 具有一种微妙的双螺旋结构。在双螺旋的两部分之间，由四种化学物质组成的碱基（G、C、A 和 T）对扁平环连结着，遗传物质可能就是通过它来复制的。这就是说，DNA 就是传承生命的遗传模板。随着分子遗传学的发展，人们进一步认识了基因的本质。自从 RNA 病毒被发现之后，人们发现基因不仅仅只存在于 DNA 上，还存在于 RNA 上。由于不同基因的脱氧核糖核酸的排列顺序（碱基序列）不同，因此，不同的基因就含有不同的遗传信息。这是对人类生命密码的破译。

　　为了探索人类自身的奥秘，1985 年由美国科学家率先提出、于

1990 年正式启动了人类基因组计划（Human Genome Project, HGP）。这是一项规模宏大、跨国跨学科的科学探索工程。其宗旨在于测定人类染色体中所包含的 30 亿个碱基对组成的核苷酸序列，从而绘制人类基因组图谱，并且辨识其载有的基因及其序列，达到破译人类遗传信息的最终目的。换言之，它要揭开组成人体 2.5 万个基因的 30 亿个碱基对的秘密。这个计划预算高达 30 亿美元。人类基因组计划与曼哈顿原子弹计划和阿波罗登月计划并称为 20 世纪伟大的科学工程，被誉为生命科学的"登月计划"。

这个计划于 2005 年完成。各国所承担的工作比例约为美国 54%，英国 33%，日本 7%，法国 2.8%，德国 2.2%，中国 1%。科学家发现，人类基因数目约为 2.5 万个，远少于原先 10 万个基因的估计。

基因组序列图首次在分子层面上为人类提供了一份生命"说明书"，不仅奠定了人类认识自我的基石，推动了生命与医学科学的革命性进展，而且为全人类的健康带来了福音。人类基因组是全人类的共同财富。

在此之前，人类基因组草图已于 2000 年 6 月完成，并向全世界正式宣告。这正是本文开头所述那个值得纪念的 2000 年 6 月 26 日星期一。

如果像今天科幻电影里所展示的那样——时空可以"倒转"，我作为一个中国传统文化的爱好者和研究者，可以出现在美国总统克林顿宣告人类基因组草图完成的华盛顿白宫现场的草地上，我会对这位美国总统说：

尊敬的总统先生，诚如您所说的，"今天我们学习了上帝创造生命的语言"，但那只是"上帝"创造生命的**公开**语言。您或许压根儿就不知道，"上帝"还有另外一套私密的暗语。而我们中华的先哲，早在 2000 多年前就开始在解密"上帝"私密的暗语了。

I

第一章 两套生命体

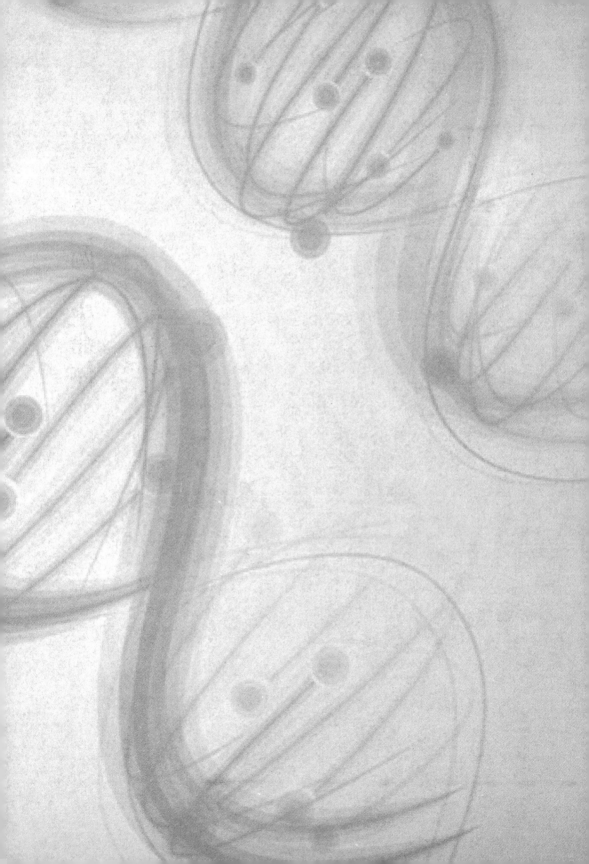

近年来的学习和研究，让笔者深切地感受到，人具有两个生命体。一个是父母给的遗传生命体，也就是这个有血有肉的"有形"身体；另一个是天地给的"自然"遗传生命体，就是《黄帝内经》所说的"人以天地之气生，四时之法成……人能应四时者，天地为之父母"。这是一种"无形"的生命体，它的构成是"气"，它运行状态的标识是阴阳和五行。

有形体的肉身和这无形体的"气"乃至与"神"的结合，一阴一阳，才构成了真实的生命。所以，《易经》说"一阴一阳谓之道"（《易经》"系辞上"），道就是生命。换句话说，"有形"和"无形"是相互依存、相互作用的，形神俱备，才构成了人的真实的生命活动。

笔者以为，这个生命体——与天地相通的生命体，它的生、长、旺、衰过程，正是具有千年传统的中华术数学和中医学研究的核心内容。

一、方法论

现代科学，这里指的是哥白尼、牛顿以来的近现代科学体系，尤其是在此科学体系思想指导下的现代医学，在短短的三四百年内，对这个"有形"生命体做出了深刻的探究，取得了有目共睹的丰硕成果。

但是，包括医学在内的现代科学之伟大的成就，使一些受过现代教育的人的心理膨胀起来、自大起来、狂妄起来。于是，凡是不同于这个体系的观念、方法和研究，都被斥之为"不科学"，甚至是"伪科学"。大概到 20 世纪中叶，这种"机械唯物论"的思潮走到了巅峰。

然而，随着科学的进步，人们观察到了一系列新的现象，比如量子纠缠等，这让今日的科学家们扪心自问，到底你对这个世界认识的程度到了哪个地步了？

他们终于发现自己对这个世界的认知，从原来那种自以为对这个世界的框架已经基本刻画完毕，只需要填补一些细节就可以了；又重新回到了三百多年前牛顿所讲的，只是在知识的大海边上拾几个贝壳便引以为豪的地步。也就是说，从自大、目空一切，回到了谨慎、谦逊。这本该是研究科学应有的基本态度啊！这次，他们真心承认，现代科学对这个广袤的世界的认知还十分有限。按照施一公教授 2016 年 1 月 17 日在"未来论坛"年会上的讲话："科学发展到今天，我们看到的世界，仅仅是整个世界的 5%。这和 1000 年前人类不知道有空气，不知道有电场、磁场，不认识元素，认为与天圆地方相比，我们的未知世界还要多得多，多到难以想象。"（《生命科学认知的极限》）于是，真正有眼光、有抱负的科学家，把他们目光投向了东方，投向了已经被冷落了很久的东方智慧的宝库。

这是我们东方文化复兴的历史机缘！

在科学研究的方法论上，按笔者粗浅的看法，从大方面来讲可以归为两大类：

一类是追求因果关系。这是近现代科学所遵循的，也是竭力做到的。它的思想来源是古希腊的哲学，尤其是原子论。它是一种以形式逻辑、数学表述，以及实验室条件可以重复性为基础的科学探究，从现象中寻找其背后的抽象的规律。

另一类，笔者称之为是追求相关关系。它把世界上的各种现象，根据其相关性联系起来，从而在经验的基础上寻找出藏在现象背后的某种规律性来。

我们东方传统的探究就具有这样的特征。因此，它直接以现象，或称"象"为纽带，从不同事物的相关关系中挖掘规律。它可以把天、地、人联系起来，去认识生命的真谛。我们古代"六经之首"的《易经》，我们历史悠久的中医学，都是沿着这样的探究途径走过来的。

事实上，今天科学界提出的大数据时代，正是在向这种研究传统靠拢。平心而论，这种研究方法有它的长处，也有它的短处。它的长处是可以把看来不相关的东西相互联系起来，探寻个究竟。它可以让思想的触角延伸到广袤的宇宙，天、地、人都是它探秘的目标。它不仅可以用于微观，而且擅长于用在宏观上。它可以避免现代科学带有的"原子论"的局限。现代科学为了有效地寻找因果关系，必然把许多不确定的因素不断地排除在外，其结果常常把科学的成果仅限于实验室的条件。

那么，它的短处呢？它需要依靠探究者的领悟或悟性，具有一定的模糊性。所以，现代科学的发展可以日积月累，与时俱进，短短几百年，涓滴之水已经汇成了万顷碧波；而传统智慧下的探索，往往是一个高峰以后，需要等待很长的时间，才能看到另一座高峰。

　　然而，如果我们结合大数据时代所提供的科学调查手段、数理统计方法以及计算机工具，这种模糊性是可以被逐渐克服的。新的信息时代的科学思维，包括大数据的思想和工具，为传统的探究提供了一个前所未有的广阔天地。所以说，我们不仅赶上了历史的机缘，同时还赶上了方法论、研究工具成熟的年代，使我们不仅有了继承我们祖先东方智慧的历史机遇，而且还具有了进一步在现代开拓这种智慧的思想方法和物质条件。

　　让我们珍惜这样的历史机缘和当代先进的工具条件吧，从这个角度来说，我们是十分幸运的。我们可以秉承先人的智慧，成为新的未知领域的开拓者。

二、时空基因

　　无论是现代科学，包括生物学、生理学和医学，还是东方的生命科学，都关注着人体生命的基本构成和它的*初始状态*。初始条件的敏感性是现代"混沌理论"（chaos theory）的重要内容。大家熟悉的所谓"蝴蝶效应"（butterfly effects）正是对初始条件作用的形象性描述。作为数学的一个分支的"混沌理论"，研究对初始状态高度敏感的动态系统。在这个系统中，初始状态的微小不同，比如数值计算中数字舍入的差别，会造成计算的结果的巨大差异。1961 年，气象学家 Edward Lorenz（1917—2008）开发了一个预报天气的程序。有一次他在计算机上用那个程序进行第二次计算时，为了使运算快一点，Lorenz 没有让计算机从头开始运算，而是从中途开始，把上次的输出结果直接输入作为计算的初值。一小时后，他发现了出乎意料的事：天气变化从第一次的模式迅速偏离，在短时间内，天气的模型变得完全不一样了。原因是出在输入的数据是 0.506，精准度只有小数点后 3 位，但该数据正确的值为 0.506127，到小数点后 6 位。输入的细微差异竟会导致输出数值的巨大差别，这种现象就被称为对初始条件的敏感性。1963 年，Lorenz 发表论文"决定性的非周期流"分析了这个效应。后来他有一个比喻说："一只蝴蝶在巴西扇动翅膀，一个月后会在美国德州引起龙卷风。"因此，这种初始条件不同引起的连锁巨大变化，又被称为"蝴蝶效应"。

　　在今天科学家的眼光下，支持着有形生命体的基本构造和性能的是基因（遗传因子）。它是具有遗传效应的 DNA 片段，储存着生命的种族、血型、孕育、生长、衰亡等过程的全部信息。

　　人们对基因的认识是不断发展的。自 19 世纪 60 年代，奥地利遗传学家孟德尔提出生物的性状是由遗传因子控制的观点开始；到 20 世纪初美国遗传学家摩尔根通过果蝇的遗传实验，得出了染色体是基因载体的结论；再到 20 世纪 50 年代，沃森和克里克提出双螺旋结构为止，基因的本质已经显露在人们的眼前，于是有了一场 DNA 革命。接着是 1990 年正式启动的、包括我国在内的六国科学家参加的"人类基因组计划"。到21世纪初，这个计划下的人类基因组草图绘制工程圆满完成，它标志着现代生命科学翻开了崭新的一页。

人类基因组草图的绘制成功，不仅让人们初步了解了人类的基因信息，还让生命科学变成了数据密集型学科，从而便利了随后的研究工作。从目前的趋势来看，科技界正努力将相关学科变成数据密集型学科，然后再推动这个学科相关知识的商业化。人类健康不仅与基因相关，还与基因所处的微观环境相关联，提倡在分子水平上进行研究的"精准医疗"也由此问世。

这是现代科学已经做的。基因工程已是现代生命科学技术的重要领域。

那么，对于无形生命体呢？

我们中华的先哲早就开始研究了，这可以追溯到中医学产生和形成的古老年代。中医典籍《黄帝内经》成书于先秦至西汉时期，距今也有2000多年了。诚如笔者在《解读时空基因密码：轻松知道你的先天体质》（以下简称《解读时空基因密码》）一书中已经指出，这个无形生命体来自天地，来自自然，来自宇宙时空场，它是自然遗传生命体。

这里，让我们再次重温《黄帝内经》中的这段名言：

> 天覆地载，万物悉备，莫贵于人。人以天地之气生，四时之法成……夫人生于地，悬命于天；天地合气，命之曰人。人能应四时者，天地为之父母……（《素问·宝命全形论》）

它说明：

（1）除了有血缘关系的亲生父母之外，自然或天地也是人的"父母"，故"人以天地之气生""天地为之父母。"

（2）这里有天、地、人三者。请注意：它不仅不是西方哲学中的天人绝然二分，而是认为自然界上有天、下有地，人活动于天地之间："上下之位，气交之中，人之居也。"（《素问·六微旨大论》）；而且，人本身就是天地"合气"作用的结果，所以"天地合气，命之曰人"。

（3）天地的本原是什么？是"气"。

"气"是中国古代自然哲学中标示物质存在的基本范畴。进入中医学后，它也成了中医学理论的基石。在我们古人的眼里，自然和人，都是由同一种运动着的基本材料化生而成。这个基本材料就是"气"。正是它的流动不息，才有自然界的一切。人之所以为人，并不是因为它是天地间的普通一物，而是因为它是天地神化机会的一种杰作。人是宇宙自然的缩影、副本，它与天地是相类共通的。

显然，由于"气"，人与自然是一个统一体，气机相互呼应，息息相通。而且，宇宙是一个大天地，人身是一个小天地，人与自然之间存在着共通的规律。这个共通的规律，正是气机活动的规律。

根据《黄帝内经》这段经典文字，我们可以体会到：当新生儿从母亲肚里生出来，剪断脐带，哇的一声打开口门和肺门之时，他（或她）开始直接感受到外部环境的天地自然之气。此时，自然时空的状态就在他身上打下了深深的印记，形成了一个人的自然遗传生命体，即所谓"天地合气，命之曰人"的个体自然人。

正是这个自然（天地或宇宙时空场）赋予新生儿的这个生命初始结构，笔者称之为"时空基因"。

三、时空基因的表述

如何表述这个"时空基因"呢？

在中医学和传统术数研究史上，对于自然"气"运动的表述曾经出现过两种不同系统的表述形态。

一种是五运六气学说。

运气学说导源于《黄帝内经》中的"运气七篇"（《天元纪大论》《五运行大论》《六微旨大论》《气交变大论》《五常政大论》《六元正纪大论》《至真要大论》），占了现今《内经》的三分之一篇幅，它被誉为"中医的最高核心理论"。

运气学说认为，每一年都有自己独特的气象特点。这种年度之间的气候差异，以 60 年为一个周期。根据运气学说，天地之间存在着两大气象要素系统：一个是"五运"系统，由木、火、土、金、水五气构成，按五行结构法则组织起来，称为"五运"；另一个是"三阴三阳"系统，由风、热、暑、湿、燥、寒等六气构成，按三阴三阳（即少阴、太阴、厥阴、少阳、太阳、阳明）的组织法则组织起来，称为"六气"。

在五运内部，又分大运、主运和客运。大运主管每年全岁的五运之气。五行之气处于天地升降之中，故又称"中运"；以其一运统治一岁，也称为"岁运"。大运一个周期为 5 年。主运则主宰一年之中五个时令季节的一般常规气候变化。也就是自大寒日起，每运各主七十三日零五刻。客运指每年 5 个时令季节中的特殊变化。

在六气内部，也分主气和客气。主气和主运的基本意义相同，但它将一年分为 6 步或 6 个节段（时间段）。主气反映每年各个节段气候的一般常规变化，而客气是它们的异常变化。

于是，根据五运和六气这两大系统之间，以及它们内部发生的相生相胜、相吸相斥的交互作用，在许多因素的自然综合过程中，形成了 60 种年气象类型，正好是一个甲子的 60 年循环周期。而这不同的 60 年气象类型，按照《内经》提供的方法，可以根据天干地支符号所标记的阴阳五行内容一一演算出来。

天干地支是运气学说的推演符号，十天干、十二地支，以及"十干化运"的情况分别如下：

十天干：甲、乙、丙、丁、戊、己、庚、辛、壬、癸。

十二地支：子、丑、寅、卯、辰、巳、午、未、申、酉、戌、亥。

十干化运：甲己——土运

乙庚——金运

丙辛——水运

丁壬——木运

戊癸——火运

"十干化运"根源于日月星辰运动对地球的影响。具体说，是由二十八宿位于天体上的方位来决定的。

根据前文所述的"人与天地相应"的共通律，这自然气候的变化会影响到人体的健康和疾病。在正常情况下，人体能按照运气规律加以调节，跟年度气象类型同步并与之适应。但是，如果不适应年度气候出现的异常变化，人体就会出现跟气候变化特点相关的外感病、流行病。

五运六气学说，作为中医学基础理论的重要组成部分，是古人长期认真观察自然界气候变化现象，以及气候对人体生理、病理方面所产生的影响，逐渐总结出来的一套医学气象理论。自然界存在着的气候变化，以及生物（包括人体在内）对这些变化所产生的相应反应，是运气学说得以形成的物质基础。

运气学说是中华文化宝库中的瑰宝。《素问·六节藏象论》说："不知年之所加，气之盛衰，虚实之所起，不可以为工矣。"这是告诫为医者，若不知年岁运气之盛衰变化，则不可以言医——不知运气而为医，欲其无失者鲜矣。

关于五运六气学说的应用，笔者在《解读时空基因密码》中曾做过较深入的探讨。

另一种是四柱干支哲学。

这是唐宋时代形成的一种术数体系。它用干支符号组成的四柱结构，来表述时间轴上前后相续的"气"的运动状态。同样是干支，这里的干支符号系统的内涵跟运气学说应用的干支内涵有差异。以下（表1-1）是干支符号模型（其中"+"代表阳；"-"代表阴）：

表1-1　干支符号模型

天干	甲	乙	丙	丁	戊	己	庚	辛	壬	癸
阴阳	+	-	+	-	+	-	+	-	+	-
五行	木		火		土		金		水	
方位	东		南		中		西		北	

续 表

地支	寅	卯	辰	巳	午	未	申	酉	戌	亥	子	丑
阴阳	＋	－	＋	－	＋	－	＋	－	＋	－	＋	－
五行	木		土	火		土	金		土	水		土
方位	东			南			西			北		
四时	春			夏			秋			冬		
月份	正	二	三	四	五	六	七	八	九	十	十一	十二

　　由 10 个天干与 12 个地支按序组合，便构成了 60 个干支，称为"六十甲子"。由于干支符号既有表述时间的功能，又具有阴阳五行的内涵，故可以成为刻画自然"气"运动的良好工具。每一个相对独立的气运动片段，都可以用一个四柱结构来表述。比如，笔者此时写作的当下时间是：2018 年 11 月 3 日下午 4 点，它可以表述为（图 1–1）：

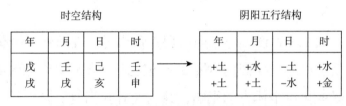

图 1–1　四柱时空结构（＋表示阳；－表示阴）

　　左侧是 2018 年 11 月 3 日下午 3—5 点这个时段的四柱时空结构，根据干支符号模型，它又可以"翻译"成右侧的一个具有"阴阳五行"内涵的结构，它刻画了这个时空片段的气运动的状态。

　　这里可以看到，在运气学说的框架下，它所刻画的气运动的最小时间片段是年内的 6 步节段（六气），时间跨度约两个月或 60 天；而四柱干支哲学所能刻画的最小时间片段是 2 个小时。因此，联系到新生儿的时空基因结构的表述，应用运气学说的表述，两个月内出生的新生儿将共享同一个时相框架；但若应用干支哲学，则每 2 个小时就有一个独立的时空结构。再看总体情况，运气学说每30年一次循环，共有180个不同的时相框架；四柱干支是每60年一个循环，共有561600个不同的时空结构。显而易见，在描写的"精细"方面，两者简直不能同日而语。

正因为如此，我们对个体人出生时间的气运动状态的描述则选择干支哲学的表述方法。

当然，做这样的比较和选择，并没有丝毫贬低运气学说价值的意思，因为运气学说所刻画的是自然界的气象和物候的变迁。这种变迁的刻画不可能使用两小时的时间跨距。《素问·六节藏象论》说："五日谓之候，三候谓之气，六气谓之时，四时谓之岁，而各从其主治焉。"显然，古人以五日为一个最小气候变化节律，四季七十二候为一年，周而复始。这是其一。

其二，诚如《解读时空基因密码》所做的，在研究了个体的"时空基因"信息以后，我们仍然要回到五运六气来观察作为外部环境的气象、物候变化对个体人的影响，并由此寻找因时制宜、与时俱进的个体人养生防病的保健策略。

总之，在中华传统文化的宝库中，笔者找到了"时空基因"的表述：

时空基因 = 出生时的四柱结构

也就是说，一个人的时空基因就是他（或她）出生时反映当时自然气运动状态的四柱时空结构。这个时空基因联系着这个个体人的先天禀赋。

在《解读时空基因密码》一书中，我们探讨了个体人时空基因与先天体质之间的相关性。作为它的续编，本书所要探讨的主要课题是：个体时空基因与先天潜在的疾病倾向之间的相关性。

II

第二章 样本和统计结果

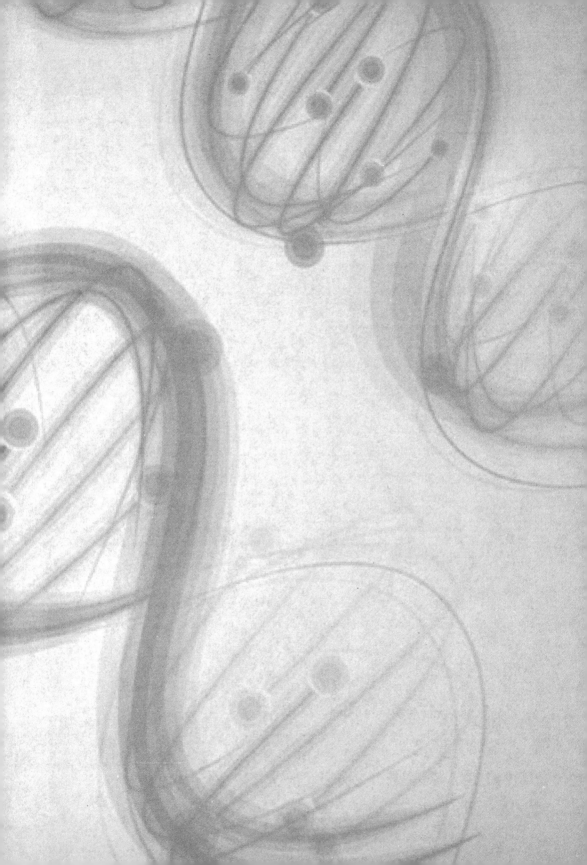

大数据时代有一句掷地有声的话［转引自涂子沛《大数据》第 13 页。原话出自美国管理学家、统计学家爱德华·戴明（1900—1993）］：

除了上帝，任何人都必须用**数据**来说话。

现在，我们要研究个人出生的"时空基因"与潜在的疾病关系，证明它们之间确实具有相关性。这个论题似乎超出了现代受过教育的人的常识，自然更需要用数据来说话。数据是对客观世界进行量化和记录的结果，是人类进行科学研究的基本手段。因此，收集资料，制作研究样本是本书工作的开始。

一、样本

笔者收集到疾病资料已超过 3000 多例。它们都包含两个主要内容：①患者的出生时间，即年、月、日以及出生的具体时间或时辰；②所患疾病。其中，属于以下七类常见病的有 986 例，见下表（表 2-1）：

表 2-1　疾病样本

	疾病	案例
1	心脏病（包括风湿性心脏病、心脏手术等）	145
2	脑血管病（包括高血压脑梗、脑溢血、脑血栓等）	153
3	肝系病（包括肝炎、肝硬化、肝囊肿等）	209
4	肺系病（包括肺气肿、肺炎、肺结核、哮喘、气管炎等）	128
5	肾系病（包括肾炎、肾结石、肾衰竭等）	108
6	胃病（包括胃炎、胃溃疡、胃出血等）	143
7	糖尿病	100

　　这 986 个案例成了本书研究样本的重要组成部分（下文中肝系病、肺系病、肾系病就简称肝病、肺病、肾病）。

二、数据转换

　　跟《解读时空基因密码》中所述的分析程序一样，首先把案例人的出生时间转换为一个四柱时空结构。

　　比如我的一位朋友，案例 1：男性，上海市人，1946 年 10 月 20 日中午 12:40 出生。他患有高血压、脑血管病、糖尿病。今年夏天 6 月底的时候还发生了一次小中风，幸好及时送医院治疗。虽然出院后有一段时间走路需要用拐杖，但终究没有酿成偏瘫的严重后遗症。他出生的四柱时空结构是（图 2-1）：

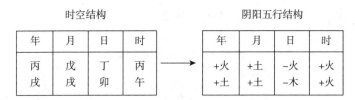

图 2-1　案例 1 的四柱时空结构

　　自然，它具体的阴阳五行内涵要比上图更为丰富。作为统计案例样本的输入，还需要经过以下编码和转换流程，将它转换为一个含有若干 X 变项的数组结构。下面是编码流程（图 2-2）：

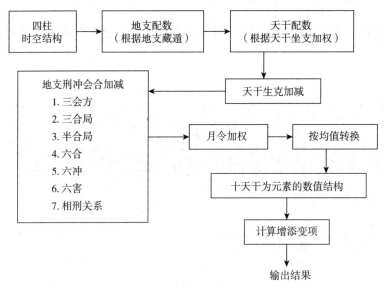

图 2-2　案例 1 的编码程序

　　经过这样的编码程序，案例 1 的时空结构就转换为一个含有 11 个变量的数组结构。前 10 项是按顺序排列的 10 个天干，第 11 项是"燥湿度"（计算方式参见《解读时空基因密码》第四章）。根据"易医同源"的原则，五行对应于人体的五脏如下（表2-2）：

表2-2　五行与五脏配属

木	火	土	金	水
肝	心	脾	肺	肾

而10个天干可以转换成它们对应的五脏为（表2-3）：

表2-3　十天干对应五脏配属

甲	乙	丙	丁	戊	己	庚	辛	壬	癸
肝阳	肝阴	心阳	心阴	胃	脾	肺阳	肺阴	肾阳	肾阴
肝		心		脾		肺		肾	

于是，表述这个案例的"时空结构"的11个变项数组结构是（表2-4）：

表2-4　案例1的时空结构数组

x1	x2	x3	x4	x5	x6	x7	x8	x9	x10	x11
肝阳	肝阴	心阳	心阴	胃	脾	肺阳	肺阴	肾阳	肾阴	燥湿度
−7.85	−5.46	12.85	24.51	16.44	−7.75	−9.19	−4.68	−9.52	−9.36	37.60

三、时空基因图谱

我们可以把案例1的时空结构数组中除变项x11（燥湿度）之外的前10个变项展现为以下两幅五脏能量分布图。

1. 先天五脏能量分布图（简称"五脏图"，图2-3）

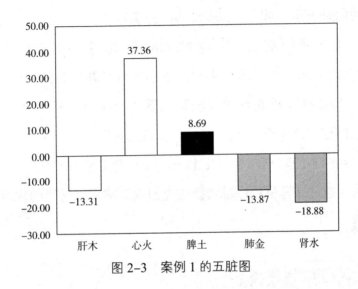

图 2-3 案例 1 的五脏图

2. 先天五脏内部阴阳能量分布图（简称"五脏阴阳分布图"，图2-4）

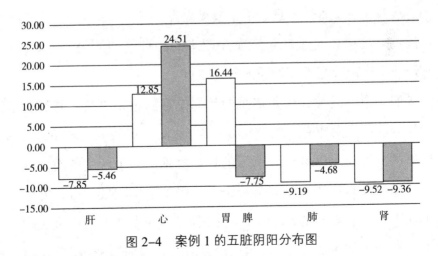

图 2-4 案例 1 的五脏阴阳分布图

这五脏阴阳分布图中，空白柱条表示"阳"（如肝阳、心阳等）；带阴影的柱条表示"阴"（如肝阴、心阴等）。

有了上面两幅图示，案例 1（1946 年 10 月 20 日午时）出生时"气"运功的阴阳五行状态并由此给予这个时段新生儿的"印记"——五脏能量的分布以及五脏内部阴阳能量的分布就一目了然了。因此，可以把它们称作这个个体人的"时空基因图谱"。

再回到样本的数据转换工作上来。我们把样本中的 986 个案例根据其出生时间通过计算机程序都转换成类似以上案例 1 这样的数组结构。

四、模糊聚类算法

这次对案例样本的处理采取了模糊聚类算法。

模糊聚类分析是近些年来发展起来的一种新型的数据处理方法，它已经成了当前数据处理领域的研究热点。

我们知道，聚类分析是传统的数据挖掘的主要方法，其目标是将数据划分成有意义或有用的类（或簇）。然而，实际中很多样本并不具有严格的属性，难以区分其所属的具体类别。为了解决此类问题，学者们将模糊集理论引入到聚类分析中，提出了模糊聚类分析方法。它的出现虽然只有短短的几十年，却已引起了众多学者的极大关注，显示出具有强大的生命力。这种算法已经被广泛地应用于机器学习、模式识别、网络发掘、空间数据库分析、文本文件采集及图像分割等领域。

在基于目标函数的聚类算法中，FCM 类型算法的理论最为完善，应用也最为广泛。FCM 就是模糊 c- 均值聚类算法［它是由 J.C.Dunn（1974 年）提出，并经 J.C.Bezdek（1981 年）发展起来的一种模糊聚类算法］，它是最早从"硬"聚类目标函数的优化中导出来的，也是目标函数聚类算法中研究得比较充分的算法。它是目前最实用，也最受欢迎的算法之一。本书就应用 FCM 算法来处理样本的原始数据。

对七类疾病数据，首先用 FCM 算法来分出若干个小类。比如心脏病 145 个案例，我们让模糊聚类程序自动做出四分和五分的程序操作，其结果如下（表 2-5、表 2-6）：

表 2-5　FCM 算法四分结果

四分	中心样本数	隶属度 >0.5	隶属度 <0.5
心脏病 A	42	33	9
心脏病 B	31	28	3
心脏病 C	44	28	16
心脏病 D	28	23	5
共计	145	112	33

表 2-6　FCM 算法五分结果

五分	中心样本数	隶属度 >0.5	隶属度 <0.5
心脏病 A	30	18	12
心脏病 B	28	28	0
心脏病 C	47	29	18
心脏病 D	12	10	2
心脏病 E	28	20	8
共计	145	85	40

计算机按程序分别自动取出四个中心或五个中心来进行案例的归类，并输出其分类结果。在得到结果后，我们再把各类成员按照隶属度大于 0.5 或小于 0.5 的分为两类，数据见于上表。

在模糊聚类算法中，隶属度函数是模糊控制的应用基础。论域 X 上的模糊集 A 实质上是 x → [0，1] 的函数。隶属度 A（x）越接近 1，表示 x 属于 A 的程度越高；A（x）越接近 0，表示 x 属于 A 的程度越低。

表 2-5 和表 2-6 显示：属于心脏病的 145 个案例，按四分的结果，隶属度大于 0.5 的成员有 112 个，小于 0.5 的成员有 33 个；按五分的结果，隶属度大于 0.5 的成员有 85 个，小于 0.5 的成员有 40 个。显然，四分的结果要比五分结果好得多。它显示了四分中心的凝聚力要比五分中心的来得高。因此，我们就取四分的结果，并把隶属度大于 0.5 的案例取为这类病的基础样本。

由于我们收集到的案例并非都是第一手的临床资料，大多数是从非疾病专业书中收集来的，因此通过模糊聚类算法的程序处理，不仅能自动对已有资料做出有效的分类，同时也在一定程度上去除了不合格的"噪声"（即对于选取中心隶属度低于 0.5 的兼类较严重的案例）。

对其他六类疾病案例也做了同样的处理。根据隶属度数值，脑血管病、肝病、肺病、肾病、胃病都是四分为佳，而糖尿病则是五分为优。于是，我们得到了七类疾病 29 个小类，共 755 个案例（表 2-7）。

表 2-7 七类疾病 29 小类分类表

编号	疾病	编号	小类	案例	占百分比
1	心脏病 112 例	1	心脏病 A	33	29.5
		2	心脏病 B	28	25.0
		3	心脏病 C	28	25.0
		4	心脏病 D	23	20.5
2	脑血管病 118 例	5	脑血管病 A	39	33.1
		6	脑血管病 B	29	24.6
		7	脑血管病 C	26	22.0
		8	脑血管病 D	24	20.3
3	肝病 147 例	9	肝病 A	40	27.2
		10	肝病 B	39	26.5
		11	肝病 C	36	24.5
		12	肝病 D	32	21.8
4	肺病 104 例	13	肺病 A	28	26.9
		14	肺病 B	28	26.9
		15	肺病 C	25	24.0
		16	肺病 D	23	22.1
5	肾病 88 例	17	肾病 A	30	34.1
		18	肾病 B	29	33.0
		19	肾病 C	15	17.0
		20	肾病 D	14	15.9
6	胃病 115 例	21	胃病 A	39	33.9
		22	胃病 B	31	27.0
		23	胃病 C	26	22.6
		24	胃病 D	19	16.5
7	糖尿病 71 例	25	糖尿病 A	17	23.9
		26	糖尿病 B	15	21.1
		27	糖尿病 C	14	19.7
		28	糖尿病 D	14	19.7
		29	糖尿病 E	11	15.5

表中前两栏是七类疾病及其案例的总数；后四栏是每种疾病内部通过模糊聚类算法得到的小类的案例（隶属度大于 0.5）数目，比如心脏病有 A、B、C、D 四个小类，后面罗列的是它们各自的案例数目以及在病种内所占总数的百分比。七类疾病共有 29 个小类。小类也可以称为这类疾病的分型，每一个分型所占样本的百分比也显现了它们在大类病种内的权重地位，这是大数据研究的优越性。

再加上《解读时空基因密码》中曾运用过的属于平和质（健康）的 300 例案例作为参照项，由此构成了本书常见病分析的基础样本数据库。

五、基本式

在《又一种"基因"的探索》和《解读时空基因密码》两书中，笔者都把同类案例变项的均值作为它们所属体质或疾病的"基本式"。基本式，即由同类案例数组中变项的均值之和构成。它以 x 个变项的数组的形式来反映"类"的共同特征。

比如，以下就是七类疾病的大类基本式，它们是由同类案例四柱结构转换而来的 10 个天干及燥湿度等 11 个变项所组成的数组的均值构成。为了帮助做出对比，笔者把作为健康类平和质的基本式（即 300 例的均值数组）也放进去了（见《解读时空基因密码》第 75 页），具体见表 2-8。

表2-8 疾病大类基本式一览表

	x1	x2	x3	x4	x5	x6	x7	x8	x9	x10	x11
	肝阳	肝阴	心阳	心阴	胃	脾	肺阳	肺阴	肾阳	肾阴	燥湿度
平和质	0.00	−1.11	0.71	1.30	0.53	−0.49	−0.32	0.02	0.26	−0.92	1.54
心脏病	0.08	−2.14	−1.17	2.96	−2.75	−0.70	−1.15	−0.35	2.17	3.03	−2.31
脑血管病	−0.86	0.05	1.02	2.73	0.41	−0.22	−0.81	−1.00	−0.78	−0.56	2.61
肝病	−0.71	−0.65	0.12	0.96	−0.39	−1.62	0.12	2.07	0.10	−0.01	0.20
肺病	−1.04	−1.86	0.09	2.63	0.50	1.21	−1.54	0.36	0.14	−0.49	0.63
肾病	−0.96	1.23	0.25	2.70	−0.68	2.38	−1.94	−1.84	−0.92	−0.23	1.55
胃病	3.58	0.94	−1.48	−1.71	2.52	−3.25	−0.86	0.44	−0.29	0.11	0.86
糖尿病	−1.15	1.31	0.97	5.37	0.05	−2.89	−1.45	0.05	−0.97	−1.59	4.77

我们同样计算了疾病29个小类的基本式。它们是小类案例的11个变项均值所构成的数组（表2-9）。

表2-9 疾病29个小类基本式一览表

编号	疾病分型	x1	x2	x3	x4	x5	x6	x7	x8	x9	x10	x11
		肝阳	肝阴	心阳	心阴	胃	脾	肺阳	肺阴	肾阳	肾阴	燥湿度
1	心脏病A	−4.84	−3.16	−5.86	0.97	−1.32	7.44	3.97	9.09	−4.08	−2.23	−4.69
2	心脏病B	−3.39	−6.31	−6.19	−4.17	−7.25	−4.93	−1.62	−2.35	16.88	19.30	−22.30
3	心脏病C	10.71	4.43	−3.84	3.91	−2.56	−6.44	−4.08	−4.01	1.41	0.46	0.40
4	心脏病D	−1.55	−3.61	14.91	13.35	0.45	−0.25	−4.36	−6.99	−5.84	−6.10	22.16
5	脑血管病A	−2.08	−2.47	10.99	11.22	8.27	−1.14	−4.76	−6.37	−7.15	−6.52	22.38
6	脑血管病B	0.96	7.79	−4.05	1.75	−5.94	10.52	−6.14	0.94	−4.33	−1.51	−3.56
7	脑血管病C	4.41	−3.03	−5.65	−5.59	−6.86	−7.44	−0.88	−1.56	12.49	14.10	−18.33
8	脑血管病D	−6.78	−1.85	−1.81	−0.86	3.18	−3.88	12.10	6.00	−0.51	−5.61	0.60
9	肝病A	−1.92	−2.53	−0.15	−3.06	12.90	0.10	2.32	−2.51	−1.57	−3.61	5.37
10	肝病B	1.89	2.23	−7.58	−5.44	−3.79	−3.65	−1.18	−3.39	10.09	10.81	−15.80
11	肝病C	−5.58	−3.93	−6.27	−1.43	−5.40	−1.31	3.98	22.31	−1.90	−0.49	−10.63
12	肝病D	2.15	−0.94	13.82	12.33	−2.47	−3.65	−3.69	−4.96	−6.10	−6.49	21.25

续　表

编号	疾病分型	x1 肝阳	x2 肝阴	x3 心阳	x4 心阴	x5 胃	x6 脾	x7 肺阳	x8 肺阴	x9 肾阳	x10 肾阴	x11 燥湿度
13	肺病 A	−1.55	−0.76	−5.36	−5.92	−1.61	−3.69	0.64	−2.38	9.05	11.58	−15.32
14	肺病 B	0.73	−2.32	10.19	19.61	−6.34	−1.30	−3.96	−4.84	−4.31	−7.48	19.63
15	肺病 C	0.14	−2.41	0.13	−1.38	16.75	−2.90	−3.63	−0.61	−2.93	−3.17	7.66
16	肺病 D	−3.86	−2.02	−5.62	−3.29	−6.28	14.69	1.00	11.09	−1.94	−3.78	−10.70
17	肾病 A	−4.67	−5.55	−2.08	0.63	0.92	16.42	−0.22	0.04	−4.51	−0.97	−0.93
18	肾病 B	2.00	9.93	0.89	1.16	−2.41	−3.84	−1.51	−1.06	−3.71	−1.47	4.19
19	肾病 C	2.47	−5.09	−7.02	−6.73	1.37	−7.14	−2.93	−2.86	16.74	11.17	−21.51
20	肾病 D	−2.83	4.47	11.71	20.40	−2.70	−4.62	−5.46	−6.37	−6.33	−8.28	26.14
21	胃病 A	−0.14	−4.06	−4.20	−1.99	1.40	−0.10	3.45	9.53	−1.17	−2.73	−2.50
22	胃病 B	17.33	14.74	−3.44	−3.39	−5.16	−6.72	−3.46	−6.36	−1.35	−2.21	3.90
23	胃病 C	−3.24	−4.67	8.81	4.37	18.95	−4.71	−4.80	−3.17	−6.40	−5.15	20.02
24	胃病 D	−1.92	−3.61	−6.76	−6.71	−5.16	−2.06	−0.09	−2.20	11.58	16.92	−23.38
25	糖尿病 A	−5.25	−5.88	−0.42	5.74	15.96	0.28	−2.19	−0.04	−2.66	−5.55	9.80
26	糖尿病 B	−0.77	−3.51	10.66	20.40	−1.58	−3.30	−4.01	−3.69	−6.22	−7.99	23.72
27	糖尿病 C	1.95	−2.34	−2.48	−2.70	−3.94	−6.23	−2.56	−6.04	11.75	12.58	−10.83
28	糖尿病 D	−5.63	−1.61	−1.06	−0.02	−7.15	−1.32	7.90	14.71	−3.32	−2.50	−3.29
29	糖尿病 E	6.41	27.38	−3.15	1.46	−8.09	−4.98	−5.37	−5.65	−4.41	−3.61	1.29

　　有了这些统计的结果，我们就可以进入疾病先天时空结构信息的分析阶段了。

III

第三章　基本理论和分析工具

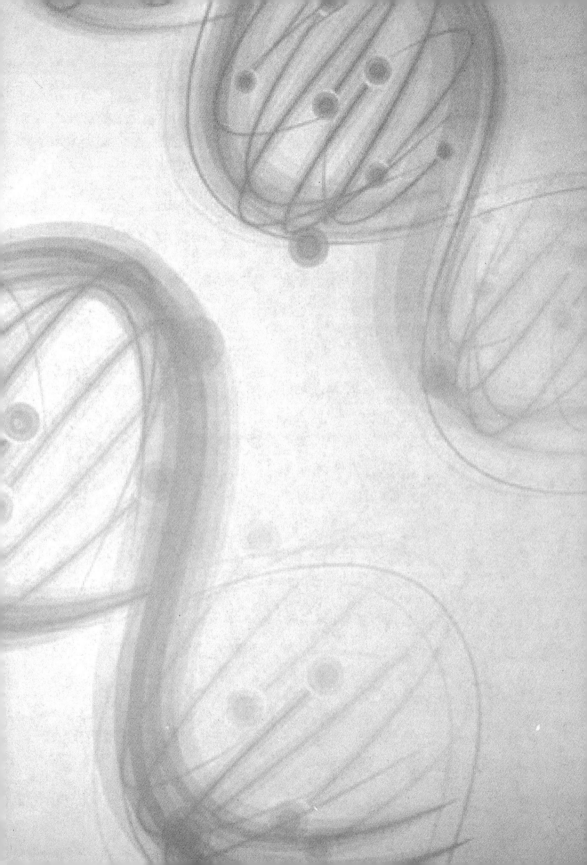

　　在对样本的疾病统计结果做出分析之前，先介绍一下我们将运用的中医学相关理论以及分析工具。

　　在时空基因图谱中，作为"气"的阴阳五行状态，它们所对应的是人体的五脏能量分布。这里先简述中医五脏的一些特性。

一、五脏特性

1. 心脏

（1）心主血脉和心主神明是生命的基础，在脏腑系统中居于中心地位。血乃脉中赤色的液体，脉乃血行的管道。心对血脉起着主导的作用。神包括了人体生命活动和精神、思维活动。心神正常，则五脏安和。

（2）心为阳脏，主阳气，居上焦。心阳温煦人体，推动血液运行，营养全身。凡脾胃腐熟运化，肾阳之温煦蒸腾，以及全身水液代谢，都要依赖心阳的温化作用。心阴则起着滋养心脏的作用，令心阳潜藏而免于过分亢奋。

2. 肺脏

（1）肺主气，司呼吸。肺为华盖，与外界直接相通，易受外界环境的直接影响。自然界之风、寒、燥、热等邪气，多直接从口鼻而入，影响到肺，进而影响其他脏腑，故"肺为五脏之天"（绮石《理虚元鉴》）。肺位最高，主肃降，通调水道。也就是说，肺气的肃降可以使上焦的水液不断下输，直至膀胱而使小便通利，所以"肺为水之上源"。

（2）肺为娇脏，不耐寒热；肺为清虚之体，不能容邪。相邻脏器病变容易流注虚体，如肺多受肝火、脾湿等影响。

3. 脾脏

（1）胃主受纳，脾主运化。受纳指受纳水谷。饮食入胃，经过腐熟后，部分水谷精华输送于脾。脾主运化，包括运化水谷精微和运化水湿。脾胃吸收后天营养是所有脏腑功能活动的基础，故为后天之本。脾统血，是指脾有统摄血液正常运行的作用。

（2）脾为太阴，阴性主静，故多受他脏影响，而少有克伐他脏。脾病引致他脏之病者，以虚证为多。

4. 肝脏

（1）肝为刚脏，体阴而用阳。所谓"体阴"，指肝为藏血之脏，血属阴；同时，肝脏位居于下，下亦为阴。所谓"用阳"，在生理上，肝内寄相火，其气主升、主动，动者为阳；在病理上，肝阴、肝血易虚，阴不制阳则阳易亢。故临床上多见肝气、肝风和肝火之属的阳证。肝性喜调达。

（2）肝主风，喜动难静，对其他各脏容易造成影响。"若衰与亢，

则能为诸脏之残贼。"（沈金鳌《杂病源流犀烛》）

5. 肾脏

（1）肾藏精，为先天之本。先天肾气是否充盈，是五脏功能的基础。肾主水，有调节体液平衡的作用。肾主纳气，只有肾气充沛，才能使肺的气道通畅，呼吸均匀。

（2）肾主元阴元阳，为水火之脏，凡久病均可及肾。同时肾中存命门之火。"命门为元气之根，为水火之宅。"（张介宾《景岳全书》）"肾中真水，次第而上生肝木，肝木又生心火。肾中真火，次第而上生脾土，脾土又生肺金……盖肾之为脏，合水火二气，以为五脏六腑之根。"（绮石《理虚元鉴》）

二、五脏学说

五脏学说是以肝、心、脾、肺、肾五脏为中心建立起来的一个理论体系，它把内而脏腑，外而躯体、全身连属的经络，内外相通的空窍，构成整体的五大系统，从而阐明它的理、法、方、药、证、治。

在历史上，中医辨证形成过三大体系：以六经论伤寒，以三焦或卫气营血论温病，和以五脏论杂病。由于伤寒的传变很有规律，六经证候经界分明；对于温病的证候，用三焦或卫气营血方能划清层次，故伤寒和温病都形成了成熟的辨证施治体系。自从《黄帝内经》奠定了中医学的藏象学说，就有了五行与五脏的配属法则。同时，引进了乘侮和胜复理论，使原先自然哲学中的五行关系在中医领域内得到了进一步的深化。后来宋、金、元代诸家对脏腑为纲归纳临床各候疾病的体系做了大量的工作。到了明清时期，脏腑病机理论更得到了长足的发展。八纲辨证与五脏结合，使脏腑理论和脏腑关系有了新的开拓。然而，正如《中医五脏病学》一书指出的："但以五脏论杂病，至今还未形成完整的体系。"（邹学熹《中医五脏病学》第 27 页）

　　本书的研究，以五脏学说为基础，通过出生时空所体现出来的五脏能量分布状态，来寻找透露疾病因子的先天时空基因图谱。同时，也希望通过这样的研究，对中医五脏学说的应用和完善做出一定的理论贡献。

　　《中医五脏病学》根据《内经》《难经》《金匮要略》以及后世的医学之论，把五脏病变归纳为本脏自病（表 3-1）、五脏相生关系失去平衡的病变（表 3-2）、五脏相克关系失去平衡的病变（表 3-3）共三大类。

表 3-1　肺心脾肝肾本脏自病表

五脏＼病变	本脏	自病
肺（金）	肺气不足	肺阴不足
心（火）	心火上炎	心阴血虚
脾（土）	食滞胃脘	脾虚气陷
肝（木）	肝阳上亢	肝气不舒
肾（水）	命门火衰	肾阴亏损

表 3-2　五脏相生关系失衡病变表

病变　五脏	太过		不及	
	母病及子	子病犯母	母不顺子	子盗母气
肺（金）	金病及水（肺气水肿）	金病及土（肺病生痰）	金不生水（肺肾阴虚）	金虚土弱（脾肺气虚）
心（火）	火盛及土（热积胃腑）	火病及木（热极动风）	火不生土（五更泄泻）	火衰木病（血不养筋）
脾（土）	土盛及金（脾湿犯肺）	土病及火（脾湿化热）	土不生金（脾虚肺燥）	土虚火衰（小肠虚寒泄泻）
肝（木）	木旺生火（怒动肝火）	木病及水（郁火伤阴）	木不生火（胆虚不眠）	木衰水亏（肝肾阴亏）
肾（水）	水盛及木（寒滞肝经）	水病及金（水饮凌肺）	水不涵木（阴虚肝旺）	水虚金病（阴虚肺燥）

表 3-3　五脏相克关系失衡病变表

病变　五脏	太过		不及	
	相乘	相侮	反乘	反侮
肺（金）	金行乘木（肺燥肝热）	金旺火郁（肺热化火）	火旺金囚（心热肺燥）	木旺金伤（肝火侮肺）
心（火）	火行乘金（心火伤肺）	火旺水枯（热盛伤阴）	水胜克火（水饮凌心）	金冷火衰（寒滞胸痹）
脾（土）	土行乘水（脾病及肾）	土盛木郁（肝胆湿热）	土败木贼（脾虚肝旺）	土不制水（脾虚水肿）
肝（木）	木行乘土（肝病传脾）	木火刑金（肝火犯脾）	金胜克木（肝弱肺旺）	木不疏土（肝脾不调）
肾（水）	水行乘火（寒水冲心）	水泛土崩（肾病水肿）	土旺克木（泻致窒闭）	水虚火盛（心肾不交）

　　这三个图表根据五行生克（包括乘侮）变化的线路，完整地揭示了人体由于五脏失衡后相互之间发生的影响，并由此产生的病变情况。

　　《中医五脏相关学说研究》指出："这些可能的关系在理论上都存在，

具体如何发生，有否发生，往往还跟五脏本身的特点有关。按公式推导出来的关系不一定存在，或者临床上不常用到。"（邓铁涛、郑洪《中医五脏相关学说研究》，第 203 页）这是具体运用到临床时需要注意的。

该书提出，五脏之间的相互作用主要有以下三种：

（1）相主作用：这是指各脏均有功能所主，在人体功能系统中发挥某方面的主导作用。比如肾、脾分别作为先天、后天之本，对他脏产生精微气血的滋养作用；肺主气、肝主疏泄，对他脏的功能起着调节的作用；心主神明，对他脏起着统率作用。

（2）相成作用：指各脏在生理和病理下，对他脏的功能起到协助或平衡的作用。比如肺朝百脉，协助心主血的功能的完成；肝主疏泄，协助脾胃的消化功能正常。

（3）协同作用：指人体某一生理功能或某一病理状态的形成，往往是两脏或多脏共同作用的结果。人体的生命活动是一个复杂的过程，某些生理活动往往需要几个脏腑的配合才能进行。例如气化、呼吸、消化、水液代谢、血液流通等，其中任何一个脏腑的病变都有可能影响整体功能失常。

这是我们在具体分析时值得重视的。

三、气化

气化是气机生化的简称。中医重气化这一思想，最早始于《内经》，如《素问·气交变大论》说："各从其气化也。"

《素问》中的九大论奠定了气化学说的基础。若天地之气正常，则阴阳调和，五行乘制；如发生异常变化，则阴阳失调，五行偏颇，气机逆乱。人体也是这样，气体调和，这阴平阳秘，五脏元真通畅；若正虚邪凑，则发生病变。中医论疾病是与邪正联系在一起的，而邪正的斗争离不开气的消长进退。气的消长进退，便可引起机体虚实存亡的变化。《素问·六微旨大论》说："言天者求之本，言地者求之位，言人者求之气交。"《天元纪大论》则说得更具体，在天部当察"气有多少"，以了解阴阳失调；在地部当察"形有盛衰"，以了解五行偏颇；在人部当察"相召"和"损益"。

这给了我们观察气化现象的纲领。（参见邹学熹《中医五脏病学》第二章。）

1. 气之多少与阴阳失调

从中医病因学来说，无非是外感六淫和内伤七情所引起的病变。六淫为患，不外寒热两端，寒邪首先伤人阳气，热邪伤人阴血。伤寒是按阴阳之气的多少来分六经，温病则以阴阳之气的多少来分三焦或卫气营血，可见这一寒一温的病变跟气之多少相关。

至于七情引起的五脏病变，也不外乎阴阳两种变化：如喜则气散，怒则气上，惊则气乱，是气机向上向外亢奋的表现，在病变上属阳；悲则气消，思则气结，恐则气下，忧则气郁，一般是气机向下向内消沉的表现，在病变上属阴。

由此观之，无论外感内伤都要分辨阴阳、虚实、水火的变化。如阳气偏多，则出现阳盛则热的病变；阴气偏多，则出现阴盛则寒的病变；阳气偏少，则出现阳虚火衰的病变，阴气偏少，则出现阴虚内热的病变。如果病变达到极点，则可阴损及阳、阳损及阴，甚至阴盛格阳、阳盛格阴，最后出现阴阳离决。这都是阴阳之气偏多偏少，失去平衡所引起的病理变化。

2. 形有盛衰和五行偏颇

《素问·天元纪大论》说："形有盛衰，谓五行之治，各有太过、不及也。"形，指五行。这是把地部有形可证之物，按五行分成五大类。通过观察气之盛衰，可以了解五脏气化的太过和不及。当五行之间出现生克制化失衡的情况，结合人体则五脏之气偏盛为实，会发生五脏有余的病变；偏衰为虚，会发生五脏不足的病变。

从形体盛衰到五行偏颇，《素问·六微旨大论》说："亢则害，承乃制，制则生化。外列盛衰，害则败乱，生化大病。"这表明，五行必须相互承制，也就是互相依存制约，才能维持气机的正常生化，所以说"承乃制，制则生化"。联系五脏生化活动来说，就必须维持五脏之间阴阳的相对平衡。这种平衡若受到破坏，五脏气机发生偏盛偏衰，就会引起太过、不及的病变。

3. 损益相召和气机逆乱

诚如上文所言，观察气机，在天部是"气有多少"，在地部是"形有盛衰"，在人部则察"气的损益相召"。所谓"上下相召"，是指天地之气互相呼应，交于中部，以进行生化。人掌握这一气化盈虚、与时消息的规律，从而损之益之，以为养生防病、探索病理之用，故曰"上下相召，损益彰矣"。

至于气化的活动规律，归纳起来不外乎升、降、出、入四种形式。

而各种形式的气化活动，又必须在一定场所里进行。所以《素问·六微旨大论》说："升降出入，无器不有。器者，生化之宇，器散分之，生化息矣。"这是说，升降出入的气化活动，在任何场所里都可以发生，场所即生化活动的空间。如果这个场所不存在了，则升降出入的气化活动也就停止了。所谓"出入废则神机化灭，升降息则气立孤危"。这就是古人"因形察气"的方法，以看得见之形去察看不见之气化活动。也就是本着"有诸内必形诸外"的原理，通过辨证，从而推测体内的病理变化，确定是何经何脏，是升降出入哪方面引起的病变。

　　正是在深入研究气机的活动形式方面，形成了中医的升降学说。

四、升降学说

　　升降是物质运动的具体体现，中医学以此来说明脏腑特性、气化功能以至整个人体的生命活动。《中医升降学》指出："研究升降在人体生命活动中的地位、升降的运动形式、升降失序的病理变化、燮理升降的规律、药物升降浮沉之性能，以及升降实质的理论，谓之升降学说。"（寇胜华《中医升降学》第1页）

　　前文已经提到，人居天地之间，与天地相应。升降本是天地之气的运动形态。《素问·六微旨大论》说："升已而降，降者为天；降已而升，升者为地；天气下降，气流于地；地气上升，气腾于天。故高下相召，升降相因，而变作矣。"可见人体内气的升降活动是对应于外部自然界的气运动的，它是气化的一种集中表现。

升降之说，有狭义、广义之分。从狭义角度而言，升降主要指脾升、胃降。如《临证指南医案》中所指"脾宜升则健，胃宜降则和"。而从广义角度来论，升降则概括了人体内以脏腑为中心的所有生命活动："藏属肾，泄属肝，此肝肾之分也。肝主升，肺主降，此肝肺之分也。心主动，肾主静，此心肾之分也。而静藏不至于枯寂，动泄不至于耗散，升而不至于浮越，降而不至于沉陷，则属之脾，中和之德所主也。"升降相因，则"清阳出上窍，浊阴出下窍；清阳发腠理，浊阴走五脏；清阳实四肢，浊阴归六腑"（《素问·阴阳应象大论》）。升降失调则病变发生，升降停止就意味着生命活动的终止。所谓"出入废，则神机化灭；升降息，则气立孤危"。

本书主要采用广义的升降理论，自然也包括了狭义的在内。

五、五脏气机模型

事实上，在五脏学说和升降学说的基础上，《解读时空基因密码》中已经设计并应用了以下的"五脏气机模型"（图 3-1）。

左升	中　气		右降	
			肺	上焦
心				
	脾	胃		中焦
肝			肾	下焦

图 3-1　五脏气机模型

气机模型以三焦为显现部位，分上焦、中焦与下焦。三焦是气升降出入的通道，又是气化的场所。五脏在三焦中的位置是：心、肺处上焦；脾、胃于中焦；下焦是肝、肾。

这个气机模型来自人体五脏所对应的"天人合一"的圆运动（见《解读时空基因密码》第 61 页，图 3-2 ）：

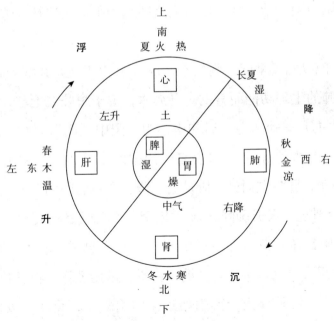

图 3-2　"天人合一"之圆运动

从图中看，一年的大气：春升、夏浮、秋降、冬沉。夏秋之间为中气。春气属木，配肝脏；夏气属火，配心脏；秋气属金，配肺脏；冬气属水，配肾脏。中气属土，配脾胃。"大气圆运动"贯彻了《黄帝内经》"同气相求、同类相应"的天地人之间的"气交"原则，完整地体现了传统中医学的天人观。

这里，我们看到了五脏之气升降运动之机要：在上者以降为和，在下者以升为顺。进一步分析，主要有以下三对：

一是心与肾。心在上，是阳中之阳脏；肾在下，为阴中之阴脏。所谓"水火既济""心肾相交"，就是要心火下降于肾，以暖肾水，使肾水不寒；肾水要上升，以滋心火，使心火不亢。这样，心肾相交，水火既济。同时，心主血，肾藏精，精血相互滋生。故心肾之间升降有序，则阴与阳、精与神、水与火之间趋于平衡，这是人体阴阳升降的根本。

二是肝和肺。《素问·刺禁论》说："肝生于左，肺藏于右。"这是针对肝和肺的生理功能而言的。肝属木，位于腹腔之上部，是"阴中之阳"，故主升；肺属金，居胸中，为"阳中之阴"，故主肃降。《素问·阴阳应象大论》说："左右者，阴阳之道路也。""左主升而右主降。"这说明，肝从左而升，肺从右而降，左右为阴阳上下之道路，肝肺是升降之外轮。肝升肺降，则气机调畅，气血循环贯通。

三是脾和胃。脾、胃同居中州，共属中央湿土，旺于四季，为"阴中之至阴"，是后天之本。"纳食主胃，运化主脾，脾以升则健，胃宜降则和。""太阴湿土，得阳始运，阳明胃土，得阴自安。以脾喜刚燥，胃喜柔润也。"这说明脾升胃降在五脏升降气机中具有枢纽的作用。

清代名医黄元御在《四圣心源》中提到：心、肺、肝、肾之气机升降，皆取决于脾胃枢轴之斡旋。"脾升则肾肝亦升，故水木不郁；胃降则心肺亦降，故金水不滞……中气者，和济水火之机，升降金木之枢。"

因此，在五脏气机模型中，自左至右，则采取左升、中气、右降三部分：肝、心置于左，肺、肾置于右，脾、胃置于中。这也符合《素问·刺禁论》所说："肝生于左，肺藏于右，心部于表，肾治于里，脾为之使，胃为之市。"

下面是前述案例1（男，1946年10月20日午时生）的先天气机图（图3-3）：

左升 24.05	中 气		右降 −32.75	
心 37.36			肺 −13.87	上焦 23.49
	脾 −7.75	胃 16.44		中焦 8.69
肝 −13.31			肾 −18.88	下焦 −32.19

图 3-3 案例 1 的气机图

从图中可以看到，上焦实（23.49）而下焦虚（−32.19）；左升（24.05）强旺而右降（−32.75）太弱，是典型的"气"浮于上的"象"。

进一步察看五脏能量的分布，主要是心火（37.36）值太高了，是心火独盛；而对应的肾水（−18.88）则太弱了（事实上，在他的四柱结构中是缺水的）。火旺水弱，心肾不交。这是这个先天气机图显现出来的主要问题。

再看中气部分，是胃强（16.44）而脾弱（-7.75），参考"燥湿度"（37.60），显而易见，脾胃燥气太盛，脾难升而胃难降，中气枢轴运转有障碍，这是"气"浮于上的又一原因。

此人常年患有高血压、糖尿病，已经发生过脑中风症，显然跟他的先天时空基因图谱是有着深刻联系的。

关于气机图，还可以进一步挖掘其中所显现的生理和病理的信息：

肺和肾：肺为水之上源，肾为主水之脏；肺为呼气之主，肾为纳气之根，肺肾之间升降协调，则呼吸和利，水道通畅。故气与水的升降贯通，是肺肾关系的集中表现。

肝和肾：肝藏血，肾藏精。血的化生，有赖于肾中精气的气化；肾中精气的充盈，也有赖于血液的滋养，所以有"精血同源"之谓。肾水充足，则肝血盈旺；肝血充盈，又可使精气满溢。故肝肾升降正常，精血渗灌，藏泄适度。

心和肺：心主血，肺主气，心肺之间升降正常，则气血相依，运行不息。气为血之帅，血为气之母，气行则血行，气滞则血瘀，此之谓也。

以上是五脏气机模型之纲要，它是本书应用的主要分析工具。

IV

第四章 疾病的先天禀赋分析

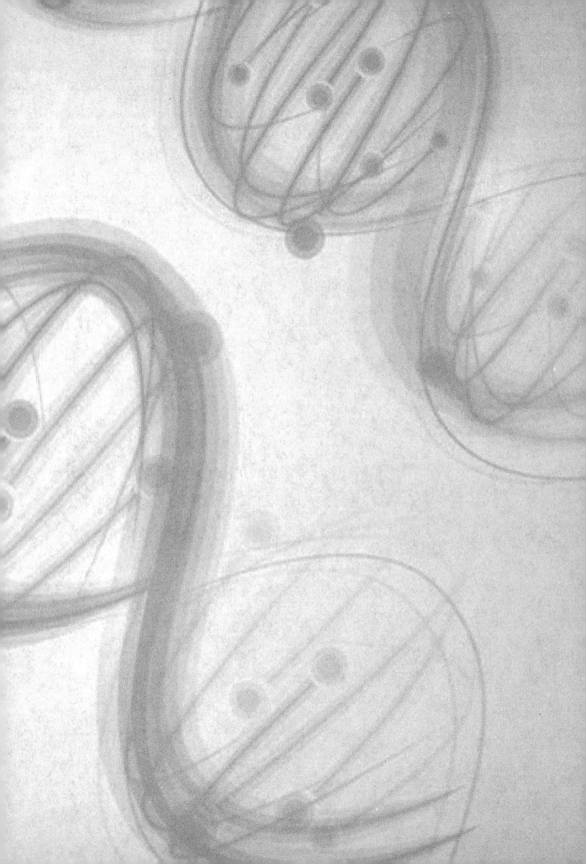

下面我们对样本的疾病统计结果做出分析。

一、先天禀赋比较

首先，对七种疾病的大类基本式做一个比较。

下面除了第一行参加比较用的平和质（健康）数据之外，其他都是本书运算得到的七类疾病的基本式（第二章表 2-8 ）：

表 2-8　疾病大类基本式一览表

	x1	x2	x3	x4	x5	x6	x7	x8	x9	x10	x11
	肝阳	肝阴	心阳	心阴	胃	脾	肺阳	肺阴	肾阳	肾阴	燥湿度
平和质	0.00	-1.11	0.71	1.30	0.53	-0.49	-0.32	0.02	0.26	-0.92	1.54
心脏病	0.08	-2.14	-1.17	2.96	-2.75	-0.70	-1.15	-0.35	2.17	3.03	-2.31
脑血管病	-0.86	0.05	1.02	2.73	0.41	-0.22	-0.81	-1.00	-0.78	-0.56	2.61
肝病	-0.71	-0.65	0.12	0.96	-0.39	-1.62	0.12	2.07	0.10	-0.01	0.20
肺病	-1.04	-1.86	0.09	2.63	0.50	1.21	-1.54	0.36	0.14	-0.49	0.63
肾病	-0.96	1.23	0.25	2.70	-0.68	2.38	-1.94	-1.84	-0.92	-0.23	1.55
胃病	3.58	0.94	-1.48	-1.71	2.52	-3.25	-0.86	0.44	-0.29	0.11	0.86
糖尿病	-1.15	1.31	0.97	5.37	0.05	-2.89	-1.15	0.05	-0.97	-1.59	4.77

　　图表中的 11 个变项，是从表述"时空基因"的四柱结构符号中直接计算出来的。为了有比较的参照点，故也罗列了"平和质"（健康）的数据。

　　在《解读时空基因密码》中，我们曾引进另外 3 个变项，它们是从前 10 个变项中推导出来的。它们凸显了这个数组结构的一些重要特征。这里再述如下：

　　（1）差异度（x12）

　　差异度是指四柱结构中五行每一组阴阳干支之差的绝对值之和。即：

$$差异度 = ABS(x1-x2)+ABS(x3-x4)+ABS(x5-x6)+ABS(x7-x8)+ABS(x9-x10)$$

　　算式中变项 x1、x2……x10，就是 10 个天干按序对应的数值，ABS 指"绝对值"运算。差异度反映了各个五行内部阴、阳之间数值对比程度的总和。

　　（2）阴阳差（x13）

　　在《解读时空基因密码》中，我们称之为"干值"。它是数组中 5 个阳干（甲、丙、戊、庚、壬）数值之和减去 5 个阴干（乙、丁、己、辛、癸）数值之和而得到的结果，即：

$$阴阳差 = (x1+x3+x5+x7+x9)-(x2+x4+x6+x8+x10)$$

　　它反映了结构中阴阳元素之间的平衡状况，故本书把它改称为"阴阳差"。正值为阳胜；负值为阴胜。

　　（3）跨距（x14）

　　"跨距"是指四柱结构里 10 个天干变量中最大数值与最小数值之

间"量"的差别。即：

$$跨距 = MAX（x1：x10）- MIN（x1：x10）$$

其中 MAX 求 10 个变项最大值，MIN 求 10 个变项中的最小值。它反映了四柱结构中变项数值波动的最大反差值。

比如，前述案例 1（男性，1946 年 10 月 20 日午时出生）的时空基因数组：

案例 1：时空结构数组（第二章表 2–4）

表 2–4　案例 1 的时空结构数组

x1	x2	x3	x4	x5	x6	x7	x8	x9	x10	x11
肝阳	肝阴	心阳	心阴	胃	脾	肺阳	肺阴	肾阳	肾阴	燥湿度
−7.85	−5.46	12.85	24.51	16.44	−7.75	−9.19	−4.68	−9.52	−9.36	37.60

我们可以求出它的差异度、阴阳差和跨距。计算结果如下（表 4–1）：

表 4–1　案例 1 的差异度、阴阳差和跨距

x12	x13	x14
差异度	阴阳差	跨距
42.91	5.47	34.03

观察案例 1 导出的这 3 个数值：差异度（x12=42.91）反映了这个四柱结构内部五行各自阴阳天干之间的反差。阴阳差（x13=5.47）是正值，表示阳气较旺。跨距（x14=34.03）是这个数组 10 个变项中最大值（x4=24.51）和最小值（x9=−9.52）的绝对值之和，它反映了四柱结构中变量之间高低的最大反差。

如果我们把样本中平和质（300 例）人的时空基因的均值数组也做

同样的运算，求得以下 3 个数值（表 4-2）：

表 4-2　平和质人的差异度、阴阳差和跨距

x12	x13	x14
差异度	阴阳差	跨距
4.24	2.38	2.41

这样，我们可以把它们看作是健康人（平和质）先天状况的特征数据。其差异度、阴阳差和跨度等 3 个数值都比较小，它反映了后天健康的人的先天基因图谱中变项数值的分布，相对来说是趋近于平衡的。与此相比，这位案例 1 朋友（患有高血压、脑血管病、糖尿病）的时空基因结构五行分布则是十分"偏颇"了。

显然，这 3 个从已有数组导出的变项数值对于我们观察已有数组的特征（它的分布偏颇性）是很有帮助的。

下面我们对已有的七类疾病基本式也做同样的运算，求出它们相关的差异度、阴阳差和跨距，以此作为病种大类比较的数据。为了有参照点，我们也罗列了以上平和质的相关数值（表 4-3）：

表 4-3　"大类"差异度、阴阳差和跨距对照表

	差异度	阴阳差	跨距
平和质	4.24	2.38	2.41
心脏病	10.07	-5.62	5.78
脑血管病	3.65	-2.03	3.73
肝病	4.19	-1.51	3.68
肺病	6.61	-3.71	4.48
肾病	8.49	-8.49	4.64
胃病	10.34	6.93	6.83
糖尿病	11.62	-4.51	8.26

　　这是参加比较的各类病种的相关数组的计算结果。不难看出，跟平和质案例均值特征相比较，后天有上述七类常见病的人的先天基因图谱中，阴阳和五行的分布则趋于不平衡，或者说，相对"偏颇"了。

　　这是就总体特征来说的。它突显了后天较健康的人（平和质）的先天禀赋确实有不同于后天患有疾病人的先天禀赋的地方，这就是它的时空基因的"平和"（即平衡）性质。诚如《灵枢·寿夭刚柔》所说："人之生也，有刚有柔，有弱有强，有短有长，有阴有阳。"汉代王充也曾指出："夫禀赋渥则其体强，禀赋薄则其体弱。"（《论衡》）禀赋遗传是决定后天体质形成和发展的主要内在原因。以上的数值比较，显现了时空基因内部要素分布的"偏颇"是后天疾病的重要原因。

　　由此可见，笔者从时空基因下手来做研究，既是承继了中医学的古老传统，同时也确实有客观数据来支撑我们的发现的。

　　下面逐个探讨七类常见病案的基本式。

二、心脏病

　　心脏病案的基本式是（表 4-4）：

表 4-4　心脏病案基本式

x1	x2	x3	x4	x5	x6	x7	x8	x9	x10	x11
肝阳	肝阴	心阳	心阴	胃	脾	肺阳	肺阴	肾阳	肾阴	燥湿度
0.08	-2.14	-1.17	2.96	-2.75	-0.70	-1.15	-0.35	2.17	3.03	-2.31

为了便于观察和讨论，它可以展示为以下三幅图：心脏病案五脏图（先天五脏能量分布图，图4-1）、心脏病案五脏阴阳分布图（先天五脏内部阴阳分布图，图4-2）以及心脏病案气机图（图4-3）。

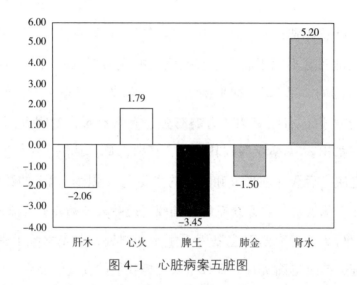

图 4-1　心脏病案五脏图

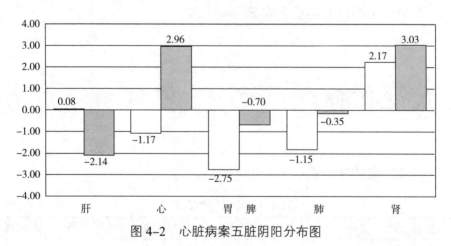

图 4-2　心脏病案五脏阴阳分布图

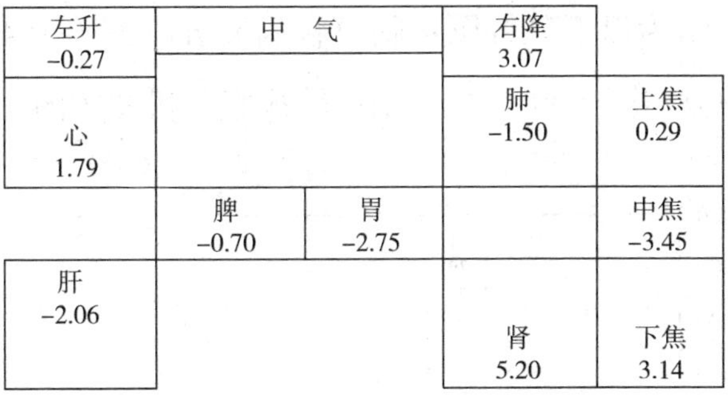

左升 -0.27	中　气		右降 3.07	
心 1.79			肺 -1.50	上焦 0.29
	脾 -0.70	胃 -2.75		中焦 -3.45
肝 -2.06			肾 5.20	下焦 3.14

图 4-3　心脏病案气机图

从图中我们可以观察到：

（1）从五脏能量分布看，心火和肾水对峙，水强火弱，旺水克火。

（2）肝木和肺金皆弱，中土脾胃更弱，土不制水。

（3）心火内部是心阴盛而心阳不足。

（4）气机上降多升少，阳气不足，中气更颓败。

总体特征是心肾对峙，旺水克火。

三、脑血管病

脑血管病案的基本式是（表 4-5）：

表 4-5　脑血管病案基本式

肝阳	肝阴	心阳	心阴	胃	脾	肺阳	肺阴	肾阳	肾阴	燥湿度
-0.86	0.05	1.02	2.73	0.41	-0.22	-0.81	-1.00	-0.78	-0.56	2.61

它可以展示为以下三幅图：脑血管病案五脏图（图 4-4）、脑血管病案五脏阴阳分布图（图 4-5）、脑血管病案气机图（图 4-6）。

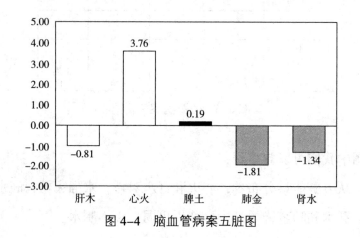

图 4-4　脑血管病案五脏图

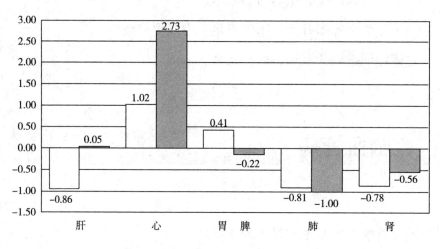

图 4-5　脑血管病案五脏阴阳分布图

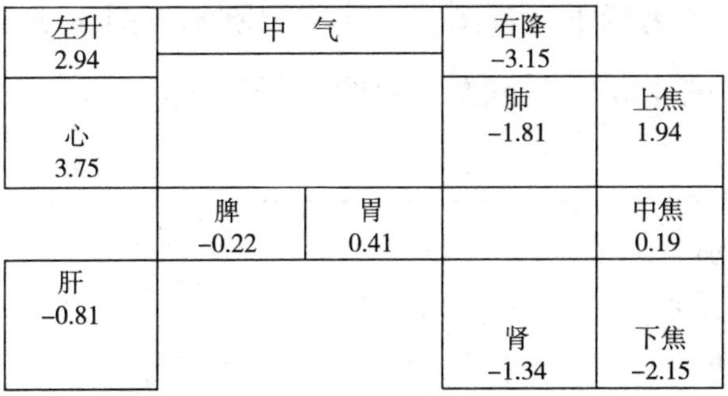

左升 2.94	中 气		右降 -3.15	
心 3.75			肺 -1.81	上焦 1.94
	脾 -0.22	胃 0.41		中焦 0.19
肝 -0.81			肾 -1.34	下焦 -2.15

图 4-6 脑血管病案气机图

从图中我们可以观察到：

（1）从五脏能量分布看，心火独旺。

（2）中土是胃强脾弱。

（3）肾水、肝木弱，肺金更衰。

（4）肺气虚弱，气不行则血不行，易导致血行障碍。

（5）气机上升多降少，上焦阳亢，下焦阴虚。

总体特征上是阴虚火亢。

四、肝系病

肝病案的基本式是（表 4-6）：

表 4-6 肝病案基本式

肝阳	肝阴	心阳	心阴	胃	脾	肺阳	肺阴	肾阳	肾阴	燥湿度
-0.71	-0.65	0.12	0.96	-0.39	-1.62	0.12	2.07	0.10	-0.01	0.20

它可以展示为以下三幅图：肝病案五脏图（图 4-7）、肝病案五脏阴阳分布图（图 4-8）、肝病案气机图（图 4-9）。

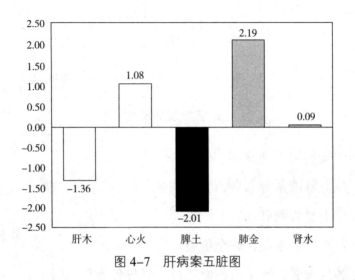

图 4-7　肝病案五脏图

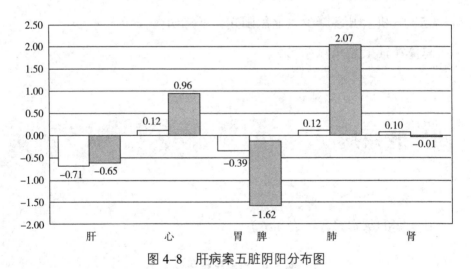

图 4-8　肝病案五脏阴阳分布图

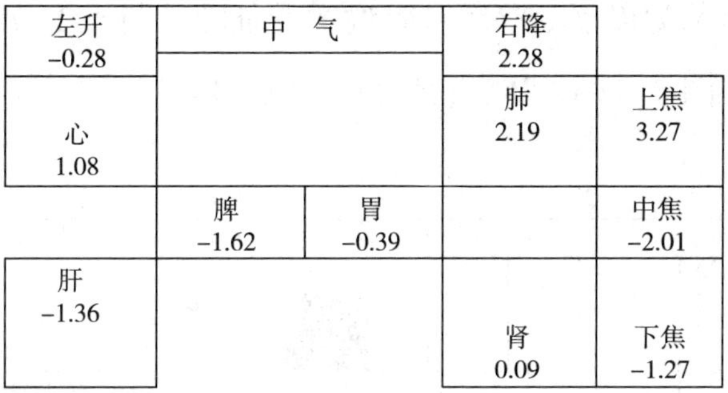

左升 -0.28	中　气		右降 2.28	
心 1.08			肺 2.19	上焦 3.27
	脾 -1.62	胃 -0.39		中焦 -2.01
肝 -1.36			肾 0.09	下焦 -1.27

图 4-9　肝病案气机图

从图中我们可以观察到：

（1）从五脏能量分布看，肺金最旺。肺金与心火对峙，金强火弱，火不制金。

（2）肝木弱，肺金旺，强金克木。

（3）中土脾胃更弱，运化乏源。

（4）气机上升少降多，肝气易郁。

总体特征上是强金克木。

五、肺系病

肺病案的基本式是（表 4-7）：

表 4-7　肺病案基本式

肝阳	肝阴	心阳	心阴	胃	脾	肺阳	肺阴	肾阳	肾阴	燥湿度
-1.04	-1.86	0.09	2.63	0.50	1.21	-1.54	0.36	0.14	-0.49	0.63

　　它可以展示为以下三幅图：肺病案五脏图（图 4-10）、肺病案五脏阴阳分布图（图 4-11）、肺病案气机图（图 4-12）。

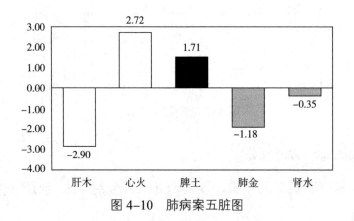

图 4-10　肺病案五脏图

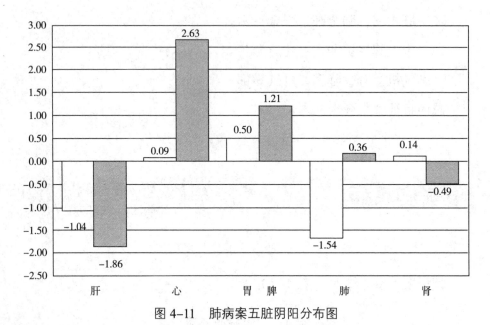

图 4-11　肺病案五脏阴阳分布图

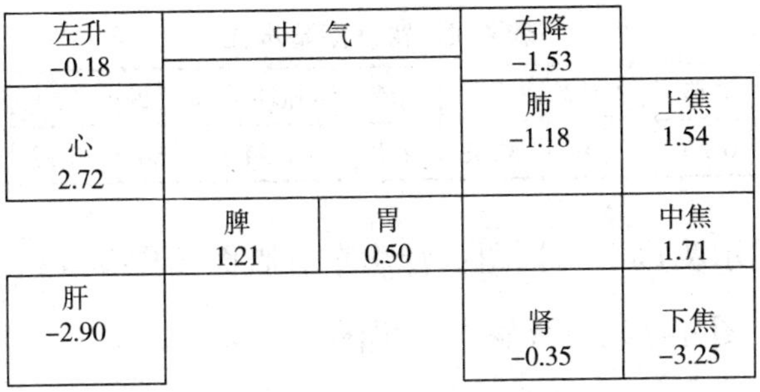

左升 -0.18	中　气		右降 -1.53	
心 2.72			肺 -1.18	上焦 1.54
	脾 1.21	胃 0.50		中焦 1.71
肝 -2.90			肾 -0.35	下焦 -3.25

图 4-12　肺病案气机图

从图中我们可以观察到：

（1）从五脏能量分布看，心火最旺，中土脾胃其次，肝木、肺金、肾水俱弱。

（2）强火克肺金；肺金内部阴阳不平衡，肺气更弱。

（3）图中肺金、肾水皆弱，肺主出气，肾主纳气，呼吸功能不足。《类证治裁·喘证》说："肺为气之主，肾为气之根。肺主出气，肾主纳气。阴阳相交，呼吸乃和。"

（4）气机上，上实下虚，肺金肃降功能不足。

总体特征上是强火伤金。

六、肾系病

肾病案的基本式是（表4-8）：

表 4-8　肾病案基本式

肝阳	肝阴	心阳	心阴	胃	脾	肺阳	肺阴	肾阳	肾阴	燥湿度
−0.96	1.23	0.25	2.70	−0.68	2.38	−1.94	−1.84	−0.92	−0.23	1.55

它可以展示为以下三幅图：肾病案五脏图（图 4-13）、肾病案五脏阴阳分布图（图 4-14）、肾病案气机图（图 4-15）。

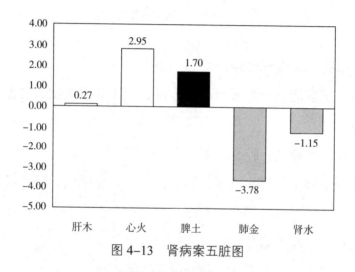

图 4-13　肾病案五脏图

图 4-14　肾病案五脏阴阳分布图

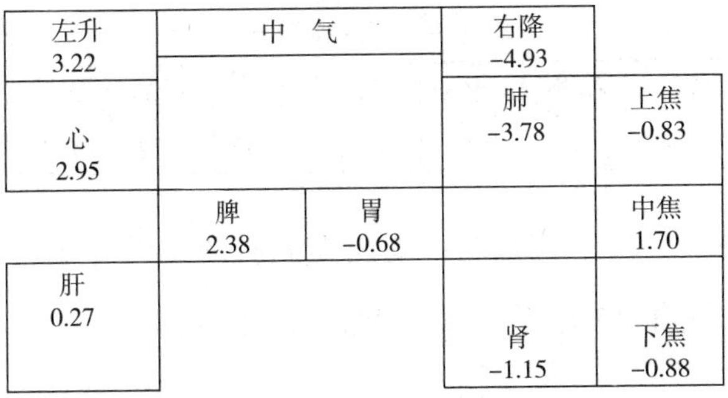

左升 3.22	中　气		右降 -4.93	
心 2.95			肺 -3.78	上焦 -0.83
	脾 2.38	胃 -0.68		中焦 1.70
肝 0.27			肾 -1.15	下焦 -0.88

图 4-15　肾病案气机图

从图中我们可以观察到：

（1）从五脏能量分布看，肝木、心火、脾土为正值：心火最旺，中土脾胃次之，肝木再次之。

（2）肺金、肾水俱衰：旺火克金，盛土制水。

（3）在肺金和肾水内部，肺气、肾阳更衰。肺、肾对水液代谢的气化功能不足。

（4）结构内阴盛阳衰。

（5）气机上，左升强，右降弱。肺肾功能相对较弱。

总体是火土旺盛、金水衰弱。

七、胃病

胃病案例的基本式是（表 4-9）：

表 4-9　胃病案基本式

肝阳	肝阴	心阳	心阴	胃	脾	肺阳	肺阴	肾阳	肾阴	燥湿度
3.58	0.94	-1.48	-1.71	2.52	-3.25	-0.86	0.44	-0.29	0.11	0.86

它可以展示为以下三幅图：胃病案五脏图（图 4-16）、胃病案五脏阴阳分布图（图 4-17）、胃病案气机图（图 4-18）。

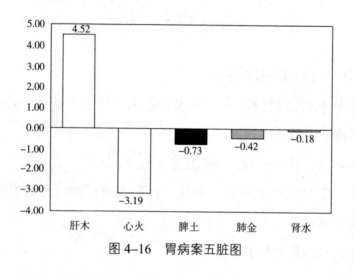

图 4-16　胃病案五脏图

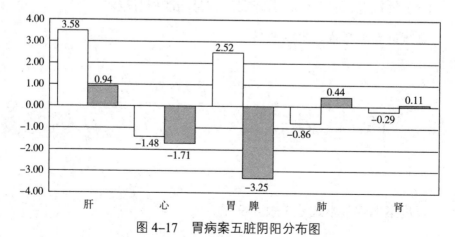

图 4-17　胃病案五脏阴阳分布图

左升 1.33	中　气		右降 -0.60	
心 -3.19			肺 -0.42	上焦 -3.61
	脾 -3.25	胃 2.52		中焦 -0.73
肝 4.52			肾 -0.18	下焦 4.34

图 4-18　胃病案气机图

从图中，我们可以观察到：

（1）从五脏能量分布看，肝木最旺，肝阳尤盛；强木克土，脾的运化功能不足。

（2）心火最衰，脾土次弱，火衰不生土。

（3）中土脾胃对立，胃强脾弱，胃气不降，脾失健运。

（4）气机上，上虚下实。

总体特征上是强木克土，脾失运化。

八、糖尿病

糖尿病案的基本式是（表 4-10）：

表 4-10　糖尿病案基本式

肝阳	肝阴	心阳	心阴	胃	脾	肺阳	肺阴	肾阳	肾阴	燥湿度
-1.15	1.31	0.97	5.37	0.05	-2.89	-1.15	0.05	-0.97	-1.59	4.77

　　它可以展示为以下三幅图：糖尿病案五脏图（图4-19）、糖尿病案五脏阴阳分布图（图4-20）、糖尿病案气机图（图4-21）。

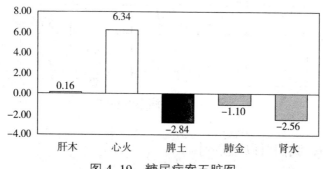

图4-19　糖尿病案五脏图

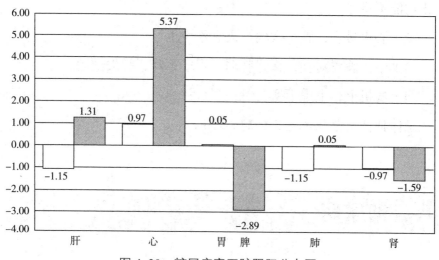

图4-20　糖尿病案五脏阴阳分布图

　　从图中，我们可以观察到：

　　（1）从五脏能量分布看，心火最旺。全局心火旺，脾土衰，金水枯。

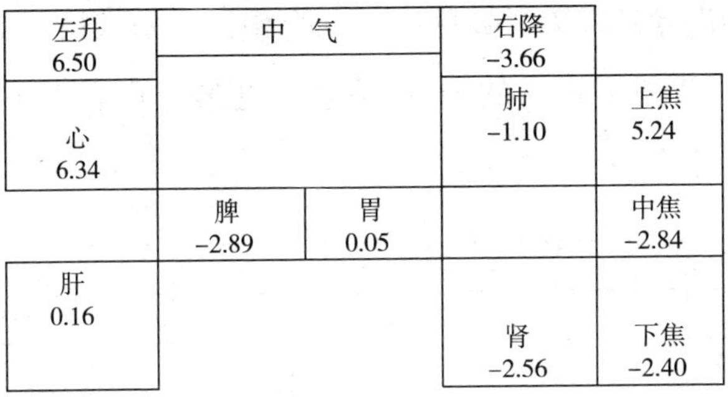

左升 6.50	中 气		右降 −3.66	
			肺 −1.10	上焦 5.24
心 6.34				
	脾 −2.89	胃 0.05	中焦 −2.84	
肝 0.16				
			肾 −2.56	下焦 −2.40

图 4-21　糖尿病案气机图

（2）脾阴虚，肾阴虚；心火旺，胃燥热。

（3）气机上，左升旺，右降弱，上焦气盛，中、下焦虚。

总体特征上是火旺气躁，脾、肺、肾俱衰。

小结：五脏相克关系是主要线索

以上我们逐一揭示和剖析了心脏病、脑血管病、肝病、肺病、肾病、胃病、糖尿病等七类常见疾病案的大类基本式。下面，就它们显露的先天特征来做一些探讨。

在第三章里，我们扼要介绍了中医的五脏病学。在正常情况下，五脏之间生克制化保持了动态的平衡，人体维持着正常的生理活动。一旦五脏出现了"太过"和"不及"的状态，正常的平衡就被破坏了，人体会出现病理现象。五脏病学把这种病变归纳为三类：①本脏自病；②五脏相生关系失去平衡的病变；③五脏相克关系失去平衡的病变。

　　《中医五脏病学》从本脏自病、五脏相生关系失衡和五脏相克关系失衡等三方面罗列了相应的10种关系（见第三章表3-1，表3-2，表3-3），图示如下（图4-22）：

病变	1	2	3	4	5	6	7	8	9	10
	本脏自病		五脏相生关系失衡				五脏相克关系失衡			
	本脏	自病	太过		不及		太过		不及	
			母病及子	子病犯母	母不顺子	子盗母气	相乘	相侮	反乘	反侮

图 4-22　五脏病变关系

　　对照上述七类疾病先天基本式的特征，不难发现，以上病变第9种——五脏相克关系上的失衡或偏颇，尤其是"不及"中的"反乘"占了绝对的主导地位。这里再把图中这一类情况展现如下（图4-23）：

	不及
	反乘
肺（金）	火旺金囚（心热肺燥）
心（火）	水胜克火（水饮凌心）
脾（土）	土败木贼（脾虚肝旺）
肝（木）	金胜克木（肝弱肺旺）
肾（水）	土旺克水（泻致癃闭）

图 4-23　五脏相克关系失衡的病变中"不及"里的"反乘"类

　　跟五脏肺、心、脾、肝、肾相关的肺病、心脏病、胃病、肝病和肾病，它们的先天基因图谱中都展现了与上表相对应的状态。

　　比如，心脏病，心属火。先天五脏能量分布图（图4-1）显示：水火对峙，水最旺，水强火弱，符合表中"水胜克火"，或者"水饮凌心"的中医常见证型。

　　肝病，肝属木。先天五脏图（图4-7）显示：金旺木弱，肺金乘肝木，符合"金胜克木"，或"肝弱肺旺"。

肺病也是如此，肺属金。先天五脏图（图4-10）显示：火旺金弱，强火乘金，故是"火旺金囚"，或"心热肺燥"。

肾病，肾属水。先天五脏图（图4-13）也显示了"土旺克水"。

至于胃病，属脾脏（脾胃）。先天五脏图（图4-16）显示了强木克土，是"土败木贼"，或"脾虚肝旺"。

显而易见，在五脏生克关系中，若自脏为"我"，生克关系圈内则有"生我""我生""我克"和"克我"，见图4-24：

以上见到的情况都属于本脏"我"弱（不及），而"克我"之脏处于太过状态，故"反乘"于"我"，侮而乘之。

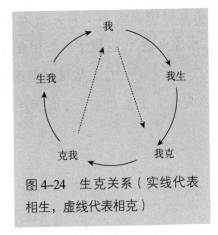

图4-24 生克关系（实线代表相生，虚线代表相克）

在图4-22中显示的五脏生克逻辑上存在的10种关系中，这种由于自身弱而"己所不胜（克我），侮而乘之"的情形显然占了主导地位。这是时空基因图谱显现出来的五脏病变的主要倾向。它可以佐证在中医实际临床中所遇到的情况。

至于在高血压脑血管病中，主要涉及心脑血管，心主血脉。其先天五脏图（图4-4）显示，是水火对立。跟心脏病的不同之处，它是火旺水弱，阳盛阴虚。它符合五脏相克关系失衡中"太过"的"相侮"。相侮是指被克的一方不仅不受制，而且发生了反克作用。它仍处于五脏相克关系失衡这条病变路线上，符合五脏相克关系失衡病变（表

3-3）"太过"里的"相侮"：心（火）的"火旺水枯"或"热极伤阴"的证型。

　　糖尿病，相当于中医的消渴症。跟消渴症关联的主要是肺、脾、肾，尤以肾为重。它是禀赋不足，阴虚燥热所致。其先天五脏图（图4-19）显示：心火最盛，木火为正值；脾、肺、肾皆为负值，可见脾、肺、肾俱不足，这自然是消渴症燥热偏盛、阴津亏耗的先天禀赋条件。从五脏生克关系上讲，肾为主，肾虚为水之不及，火来反侮，符合"水虚火盛"，也属于五脏相克关系失衡这条病变路线。

　　总之，从七类常见病案患者的时空基因图谱来看，可以得到这样的结论：五脏相克关系失衡是造成后天疾病的主要原因。

V

第五章　时空基因的潜在疾病分型

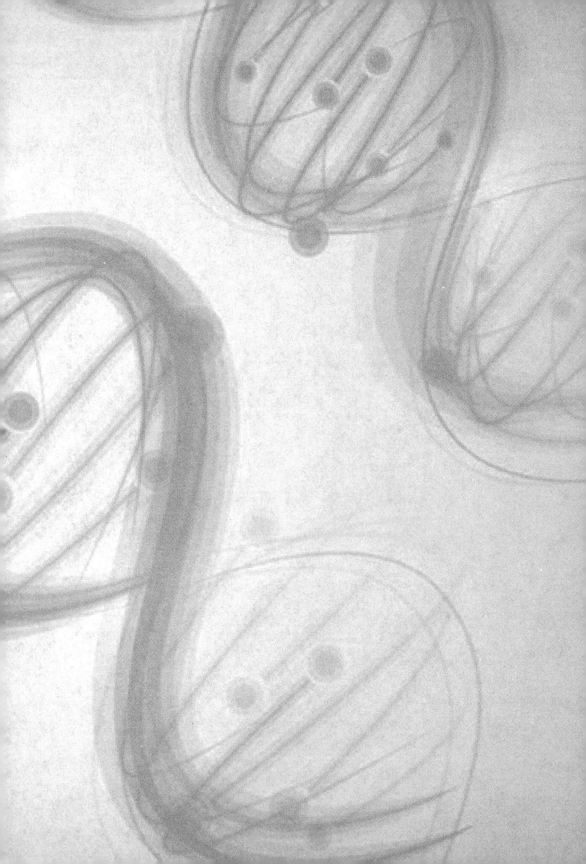

前一章主要从七种疾病大类基本式出发，寻找它们在"时空基因"层面上潜在的"致病"信息。现在，我们要深入到各个病种的内部，进一步挖掘相应疾病的先天原因。事实上，这是沿着"病"向着中医临床的"证"朝前推进一步。

笔者在研究体质时获得了这样的经验：尽管"大类"基本式在某种程度上反映了这个病种的一些基本特征，但它的概括还尚嫌粗略，尤其是要用它来做预测时，"精准度"就远远不够了。因此，还必须继续寻找"小类"，也就是进一步做"分型"工作。只有这样，才能比较全面地揭示这个病种（或病系）的各种先天的基本形态，从而能有一个比较全面的认识。

在《又一种"基因"的探索》（2012年）中，因为当时收集到的案例较少，对九种体质大多只能给出一个大类基本式（除痰湿质、血瘀质、特禀质有A、B两种类型基本式），它可以显露各类体质在时空基因方面的主要特征，但要由此来做预测，就有困难了。这也是我们在做研究时常会遇到的情况：对事物做出分析相对比较容易，但以分析的结果去做演绎（或预测）就不那么容易了。具体来说，对已知资料做归纳相对比较简单，但想用归纳出来的规则，对新的未知资料做出预判或者预测，实非易事。正是因为这个缘故，在《解读时空基因密码》一书里，对各类体质相应的时空基因结构，笔者都要进一步挖掘和探究它们具有的不同"变体"（分型），由此来深化对先天体质的辨认。实践证明，由于使用了分型作业，程序的识别和预测能力显著提高了。

诚如第二章样本和统计所述，本书应用模糊聚类算法由计算机对样本做出自动分类，七类疾病共得到 29 个小类：心脏病、脑血管病、肝系病、肺系病、肾系病和胃病，各分出 4 个小类，糖尿病则分出 5 个小类。至于分类多少的确定，是依据程序得到的中心所包含的隶属度大于 0.5 的案例数目来决定的。作者这样做，是为了尽量保证筛选和分组的客观性。

下面我们逐一分析这些疾病分型基本式，探讨造成疾病的先天条件上的各类"变体"的情况。

跟前章的做法一样，每一个分型基本式都展现为：①五脏图（先天五脏能量分布图）；②五脏阴阳分布图（先天五脏内部阴阳分布图）；③气机图。然后在这样比较直观的图示基础上做出观察和剖析。

一、心脏病分型

心脏病有四个分型。

1. 心脏病 A 型

此型占案例样本 29%（表 5-1，图 5-1、5-2、5-3）。

表 5-1 心脏病 A 型病案基本式

肝阳	肝阴	心阳	心阴	胃	脾	肺阳	肺阴	肾阳	肾阴	燥湿度
−4.84	−3.16	−5.86	0.97	−1.32	7.44	3.97	9.09	−4.08	−2.23	−4.69

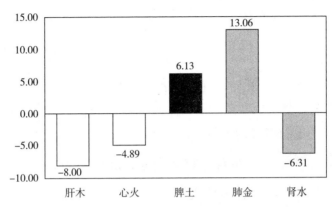

图 5-1 心脏病 A 型病案五脏图

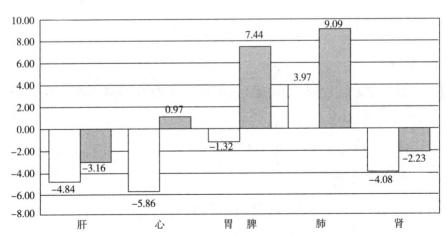

图 5-2 心脏病 A 型病案五脏阴阳分布图

左升 -12.89	中　气		右降 6.75	
心 -4.89			肺 13.06	上焦 8.17
	脾 7.44	胃 -1.32		中焦 6.12
肝 -8.00			肾 -6.31	下焦 -14.31

图 5-3　心脏病 A 型病案气机图

从图中，我们可以观察到：

（1）从五脏能量分布看，肺金最强，肝木最弱。肺金、脾土处正值；肝木、肾水、心火皆为负值。

（2）从五脏阴阳分布看，心气（心阳）最衰；肝气（肝阳）、肾气（肾阳）、和胃土都弱；总体上是阳衰而阴盛。

（3）气机上，左升弱，肝、心能量不足，是阳气（春夏）衰弱的现象。

这个时空基因图谱很可能成为后天与心脏病相联系的、具有"金冷火衰"（寒滞胸痹）病变的先天条件。这里的"火衰"主要是心阳不足，出现了本脏（心火）"不及"而"我克"（肺金）反侮的情况。

2. 心脏病 B 型

此型占案例样本 25%（表 5-2，图 5-4、5-5、5-6）。

表 5-2　心脏病 B 型病案基本式

肝阳	肝阴	心阳	心阴	胃	脾	肺阳	肺阴	肾阳	肾阴	燥湿度
-3.39	-6.31	-6.19	-4.17	-7.25	-4.93	-1.62	-2.35	16.88	19.30	-22.30

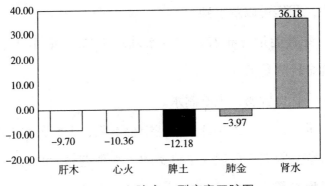

图 5-4　心脏病 B 型病案五脏图

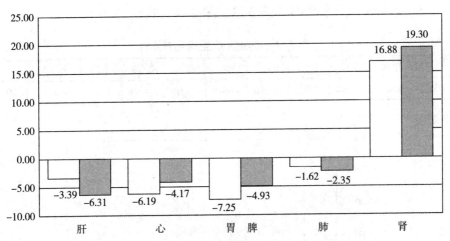

图 5-5　心脏病 B 型病案五脏阴阳分布图

左升 −20.06	中　气		右降 32.21	
心 −10.36			肺 −3.97	上焦 −14.33
	脾 −4.93	胃 −7.25		中焦 −12.18
肝 −9.70			肾 36.18	下焦 26.48

图 5-6　心脏病 B 型病案气机图

从图中，我们可以观察到：

（1）从五脏能量分布看，是肾水独旺（36.10）；肝木、心火、脾土，甚至肺金皆为负值。

（2）中土脾胃皆弱，土不制水。

（3）气机上，木、火左升无力，中土下陷，下焦肾水泛滥。

这个时空基因图谱显现的是典型的"水胜克火"的状态。

3. 心脏病 C 型

此型占案例样本 25%（表 5-3，图 5-7、5-8、5-9）。

表 5-3　心脏病 C 型病案基本式

肝阳	肝阴	心阳	心阴	胃	脾	肺阳	肺阴	肾阳	肾阴	燥湿度
10.71	4.43	-3.84	3.91	-2.56	-6.44	-4.08	-4.01	1.41	0.46	0.40

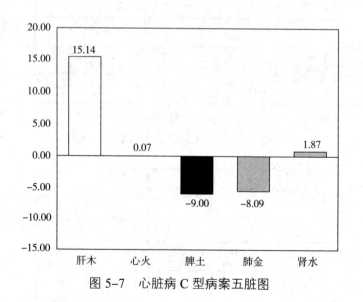

图 5-7　心脏病 C 型病案五脏图

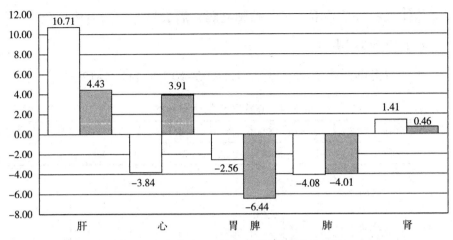

图 5-8　心脏病 C 型病案五脏阴阳分布图

左升 15.21	中　气		右降 -6.22	
心 0.07			肺 -8.09	上焦 -8.02
	脾 -6.44	胃 -2.56		中焦 -9.00
肝 15.14			肾 1.87	下焦 17.01

图 5-9　心脏病 C 型病案气机图

从图中，我们可以观察到：

（1）从五脏能量分布看，肝木最旺；肺金、脾土皆弱。

（2）肺主气，气行则血行，气滞则血滞；脾主运化，中焦衰，中气不足，运化无力，容易带来血滞血瘀现象。

（3）心火阴阳对立，心气（心阳）不足。

（4）气机上，肝气（肝阳）过旺而心气（心阳）衰，左升强，右降弱，中土下陷。

总体来看，是心阳不足，肺脾又弱，后天易有血滞血瘀现象。

4. 心脏病 D 型

此型占案例样本 21%（表 5-4，图 5-10、5-11、5-12）。

表 5-4　心脏病 D 型病案基本式

肝阳	肝阴	心阳	心阴	胃	脾	肺阳	肺阴	肾阳	肾阴	燥湿度
-1.55	-3.61	14.91	13.35	0.45	-0.25	-4.36	-6.99	-5.84	-6.10	22.16

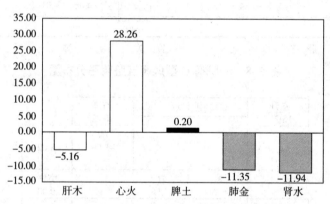

图 5-10　心脏病 D 型病案五脏图

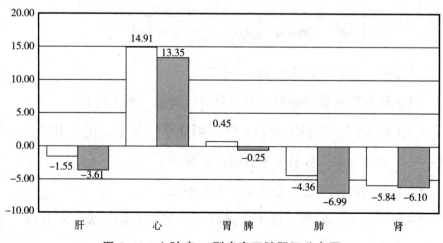

图 5-11　心脏病 D 型病案五脏阴阳分布图

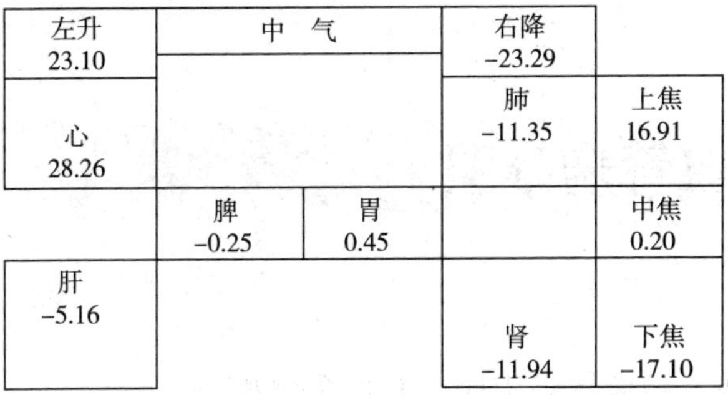

左升 23.10	中　气		右降 −23.29	
心 28.26			肺 −11.35	上焦 16.91
	脾 −0.25	胃 0.45		中焦 0.20
肝 −5.16			肾 −11.94	下焦 −17.10

图 5-12　心脏病 D 型病案气机图

从图中，我们可以观察到：

（1）从五脏能量分布看，是心火独旺；肺金肾水衰弱。

（2）这是火旺水枯、热盛伤阴的情况。

（3）气机上，心火上浮，肺金肾水虚而难降。

这是跟心脏病相联系的阴虚火旺、心火上炎的先天条件。

纵观以上心脏病的四个分型，前三者主要是脏气不及（占样本79%），尤其心气（心阳）不足带来的病变条件，它也容易造成痰饮、血瘀。心脏病 D 型（占 21%）则是脏气太过，形成了火旺水枯的病变先天条件。

如果把分型的结果跟前一章心脏病大类基本式做比较，大类基本式显示的是水火对峙，旺水克火，而心脏病 D 型却是火旺水弱、阴虚火旺，显然与之不符。虽然它在样本中所占比例不高，但终究也构成了一个小类。这正是我们为什么需要进一步分型的基本原因。

二、脑血管病分型

脑血管病（高血压脑中风）有四个分型。

1. 脑血管病 A 型

此型占案例样本 33%（表 5-5，图 5-13、5-14、5-15）。

表 5-5　脑血管病 A 型病案基本式

肝阳	肝阴	心阳	心阴	胃	脾	肺阳	肺阴	肾阳	肾阴	燥湿度
-2.08	-2.47	10.99	11.22	8.27	-1.14	-4.76	-6.37	-7.15	-6.52	22.38

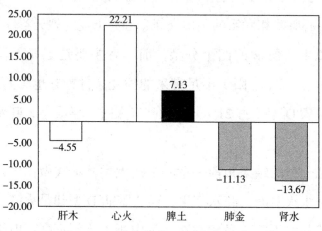

图 5-13　脑血管病 A 型病案五脏图

从图中，我们可以观察到：

（1）从五脏能量分布看，心火最旺，胃土也强；肝木、肺金、肾水皆弱，肾水最衰。

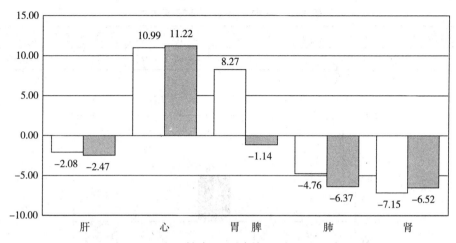

图 5-14　脑血管病 A 型病案五脏阴阳分布图

左升 17.65	中　气		右降 -24.80	
心 22.21			肺 -11.13	上焦 11.08
	脾 -1.14	胃 8.27		中焦 7.13
肝 -4.55			肾 -13.67	下焦 -18.22

图 5-15　脑血管病 A 型病案气机图

（2）中土是胃强脾弱，胃实而燥气盛。

（3）气机上，心火独旺，气浮于上，再加上胃土旺，燥气盛行。

这是阴虚火旺，再加上燥热太盛，构成了脑血管病的先天条件。它占了此类病样本的三分之一。

2. 脑血管病 B 型

此型占案例样本 25%（表 5-6，图 5-16、5-17、5-18）。

表 5-6　脑血管病 B 型病案基本式

肝阳	肝阴	心阳	心阴	胃	脾	肺阳	肺阴	肾阳	肾阴	燥湿度
0.96	7.79	-4.05	1.75	-5.94	10.52	-6.14	0.94	-4.33	-1.51	-3.56

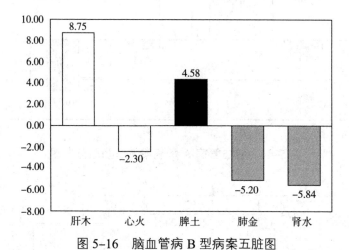

图 5-16　脑血管病 B 型病案五脏图

图 5-17　脑血管病 B 型病案五脏阴阳分布图

左升 6.45	中　气		右降 -11.04	
心 -2.30			肺 -5.20	上焦 -7.50
	脾 10.52	胃 -5.94		中焦 4.58
肝 8.75			肾 -5.84	下焦 2.91

图 5-18　脑血管病 B 型病案气机图

从图中，我们可以观察到：

（1）从五脏能量分布看，肝木最旺，脾土次之；心火弱，肺金、肾水更弱。

（2）相对而言，是阳弱阴有余。

（3）中土是脾强胃弱，易痰湿中阻。

（4）气机上，肾水衰，肝木旺，水枯木燥；但心气弱，脾湿重，肝气易郁。

这是肾水枯，水不涵木，易引起肝木上亢。然而湿土困木，肝气不舒，更易带来肝经郁火，由此构成了后天高血压、脑血管病的先天条件。

3. 脑血管病 C 型

此型占案例样本 22%（表 5-7，图 5-19、5-20、5-21）。

表 5-7　脑血管病 C 型病案基本式

肝阳	肝阴	心阳	心阴	胃	脾	肺阳	肺阴	肾阳	肾阴	燥湿度
4.41	-3.03	-5.65	-5.59	-6.86	-7.44	-0.88	-1.56	12.49	14.10	-18.33

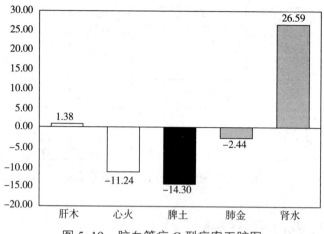

图 5-19　脑血管病 C 型病案五脏图

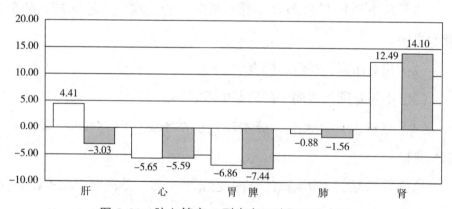

图 5-20　脑血管病 C 型病案五脏阴阳分布图

左升 −9.86	中　气		右降 24.15	
心 −11.24			肺 −2.44	上焦 −13.68
	脾 −7.44	胃 −6.86		中焦 −14.30
肝 1.37			肾 26.59	下焦 27.97

图 5-21　脑血管病 C 型病案气机图

从图中，我们可以观察到：

（1）从五脏能量分布看，水木为正值，肾水尤旺（26.59）；脾土、心火、肺金皆弱。

（2）中土是脾胃皆弱。

（3）肝木阴阳对立，肝气强而肝阴（肝血）不足。

（4）气机上，肾阳引动肝气（肝阳）。

这是肾阳引动肝阳化风的脑血管病病变的先天条件。

4. 脑血管病 D 型

此型占案例样本 20%（表 5-8，图 5-22、5-23、5-24）。

表 5-8　脑血管病 D 型病案基本式

肝阳	肝阴	心阳	心阴	胃	脾	肺阳	肺阴	肾阳	肾阴	燥湿度
-6.78	-1.85	-1.81	-0.86	3.18	-3.88	12.10	6.00	-0.51	-5.61	0.60

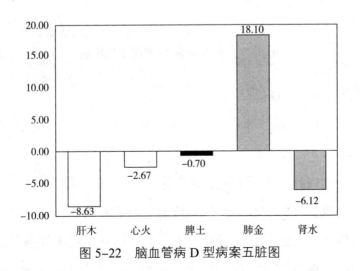

图 5-22　脑血管病 D 型病案五脏图

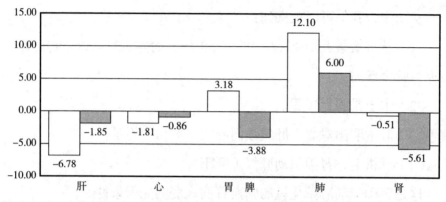

图 5-23　脑血管病 D 型病案五脏阴阳分布图

左升 -11.30	中　气		右降 11.98	
心 -2.67			肺 18.10	上焦 15.43
	脾 -3.88	胃 3.18		中焦 -0.70
肝 -8.63			肾 -6.12	下焦 -14.75

图 5-24　脑血管病 D 型病案气机图

从图中，我们可以观察到：

（1）从五脏能量分布看，土金旺，肺金最旺；心火、肾水弱，肝木最弱。

（2）肺金内肺气胜于肺阴，燥气盛。

（3）气机上，肝、心、肾皆为负值，左升有碍。

这里构成了肝脏不足、金胜克木（肝弱肺旺）的先天条件。

纵观以上脑血管病的四个分型，A 型（占样本 33%）是阴虚火炎、燥热生风；B 型、C 型、D 型（占 67%）都与肝木有关。其中 B 型是肾水枯，水不涵木；C 型是肾阳引动肝阳生风；D 型是肝脏不足，强金克木。它们都构成了后天脑血管病的先天条件。

如果跟前一章脑血管病大类基本式阴虚火亢的特征做比较，只有 A 型比较一致。其他的都有不同程度的偏离，显示同一病种下不同的先天形态。

三、肝病分型

肝病有四个分型。

1. 肝病 A 型

此型占案例样本 27%（表 5-9，图 5-25、5-26、5-27）。

表 5-9　肝病 A 型病案基本式

肝阳	肝阴	心阳	心阴	胃	脾	肺阳	肺阴	肾阳	肾阴	燥湿度
-1.92	-2.53	-0.15	-3.06	12.90	0.10	2.32	-2.51	-1.57	-3.61	5.37

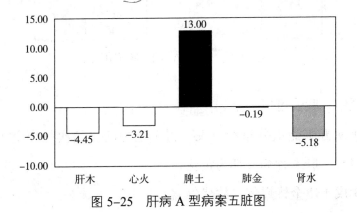

图 5-25　肝病 A 型病案五脏图

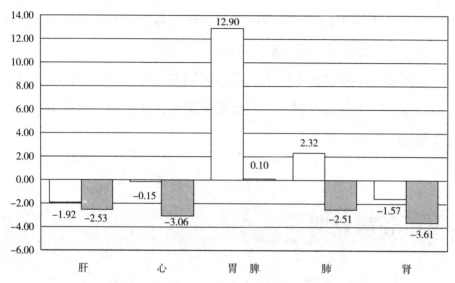

图 5-26　肝病 A 型病案五脏阴阳分布图

左升 -7.66	中　气		右降 -5.37	
			肺 -0.19	上焦 -3.40
心 -3.21				
	脾 0.10	胃 12.90		中焦 13.00
肝 -4.45				
			肾 -5.18	下焦 -9.63

图 5-27　肝病 A 型病案气机图

从图中，我们可以观察到：

（1）从五脏能量分布看，戊（胃）土独旺，其次是庚金（肺气）；心火、肾水、肝木皆弱，都为负值。

（2）戊土庚金皆燥气，故燥气盛。

（3）气机上，上下皆虚，中焦胃气盛。

这是肝虚气郁、木不疏土带来的后天肝病的先天条件。

2. 肝病 B 型

此型占案例样本 27%（表 5-10，图 5-28、5-29、5-30）。

表 5-10　肝病 B 型病案基本式

肝阳	肝阴	心阳	心阴	胃	脾	肺阳	肺阴	肾阳	肾阴	燥湿度
1.89	2.23	−7.58	−5.44	−3.79	−3.65	−1.18	−3.39	10.09	10.81	−15.80

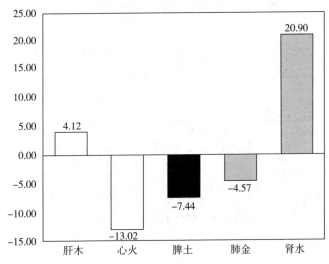

图 5-28　肝病 B 型病案五脏图

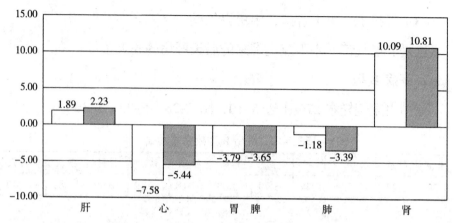

图 5-29　肝病 B 型病案五脏阴阳分布图

左升 -8.90	中　气		右降 16.33	
心 -13.02			肺 -4.57	上焦 -17.59
	脾 -3.65	胃 -3.79		中焦 -7.44
肝 4.12			肾 20.90	下焦 25.02

图 5-30　肝病 B 型病案气机图

从图中，我们可以观察到：

（1）从五脏能量分布看，肾水旺，肝木其次；脾土、肺金皆弱，心火最衰。

（2）脾胃土衰，中焦气陷。

（3）气机上，下实上虚，肾水泛滥。

这是水盛及木、寒凝肝脉类肝病的先天条件。

3. 肝病 C 型

此型占案例样本 24%（表 5–11，图 5–31、5–32、5–33）。

表 5–11　肝病 C 型病案基本式

肝阳	肝阴	心阳	心阴	胃	脾	肺阳	肺阴	肾阳	肾阴	燥湿度
−5.58	−3.93	−6.27	−1.43	−5.40	−1.31	3.98	22.31	−1.90	−0.49	−10.63

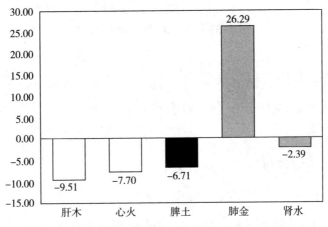

图 5–31　肝病 C 型病案五脏图

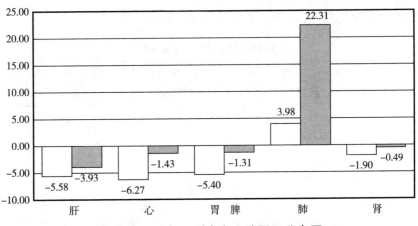

图 5–32　肝病 C 型病案五脏阴阳分布图

左升 -17.21	中　气		右降 23.90	
心 -7.70			肺 26.29	上焦 18.59
	脾 -1.31	胃 -5.40		中焦 -6.71
肝 -9.51			肾 -2.39	下焦 -11.90

图 5-33　肝病 C 型病案气机图

从图中，我们可以观察到：

（1）从五脏能量分布看，肺金独旺；心火、脾土、肾水皆弱，肝木最衰。

（2）中州脾胃俱衰，中焦气陷。

（3）气机上，上实下虚，肺金独强。

这是显著的强金克木、肺旺肝衰的后天肝病病变的先天条件。

4. 肝病 D 型

此型占案例样本 22%（表 5-12，图 5-34、5-35、5-36）。

表 5-12　肝病 D 型病案基本式

肝阳	肝阴	心阳	心阴	胃	脾	肺阳	肺阴	肾阳	肾阴	燥湿度
2.15	-0.94	13.82	12.33	-2.47	-3.65	-3.69	-4.96	-6.10	-6.49	21.25

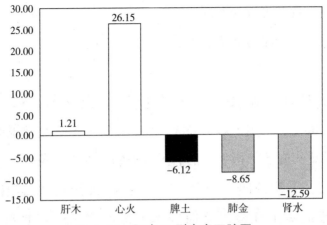

图 5-34　肝病 D 型病案五脏图

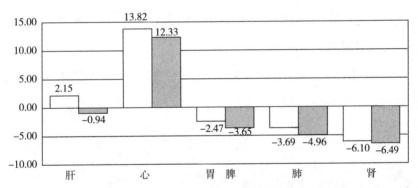

图 5-35　肝病 D 型病案五脏阴阳分布图

左升 27.36	中　气		右降 −21.24	
心 26.15			肺 −8.65	上焦 17.50
	脾 −3.65	胃 −2.47		中焦 −6.12
肝 1.21			肾 −12.59	下焦 −11.38

图 5-36　肝病 D 型病案气机图

从图中，我们可以观察到：

（1）从五脏能量分布看，心火独旺，肝木次之；脾土、肺金皆弱，肾水最衰。

（2）五脏明显是阳盛阴衰，肝木也是肝气强而肝血不足。

（3）气机上，上实下虚，心火强盛，木火左升，金水虚而难降。

这是阴虚火亢、热极生风的后天肝病病变的先天条件。

纵观以上肝病的四个分型，肝病与先天的燥湿状态有着密切的联系。A型是燥土旺极，反侮肝木（燥湿度5.37）；D型是火旺水枯，木病炎燥（燥湿度21.25）。而B型是水旺及木、寒凝经脉（燥湿度 –15.80）；C型是肺金克木、肺强肝弱（辛金旺，燥湿度 –10.63）。其中强金克木占样本24%。

如果跟肝病大类基本式比较，只有C型相一致，是强金克木，其他的都有不同程度上偏离，或有自己比较独特的先天状态。

四、肺病分型

肺病有四个分型。

1. 肺病 A 型

此型占案例样本27%（表5-13，图5-37、5-38、5-39）。

表 5–13 肺病 A 型病案基本式

肝阳	肝阴	心阳	心阴	胃	脾	肺阳	肺阴	肾阳	肾阴	燥湿度
−1.55	−0.76	−5.36	−5.92	−1.61	−3.69	0.64	−2.38	9.05	11.58	−15.32

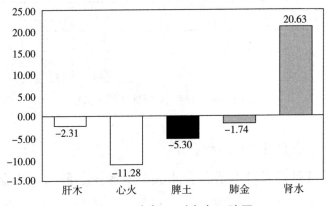

图 5-37 肺病 A 型病案五脏图

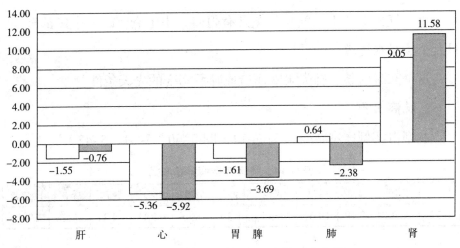

图 5-38 肺病 A 型病案五脏阴阳分布图

左升 -13.59	中　气		右降 18.88	
			肺 -1.74	上焦 -13.02
心 -11.28				
	脾 -3.69	胃 -1.61		中焦 -5.30
肝 -2.31				
			肾 20.62	下焦 18.32

图 5-39　肺病 A 型病案气机图

从图中，我们可以观察到：

（1）从五脏能量分布看，肾水独旺；脾土、肝木、肺金皆弱，心火最衰。

（2）水旺火弱，寒湿之象。

（3）气机上，木火气衰，左升有阻碍，中土衰，故上中焦都气弱，只有下焦肾水泛滥。

这是寒凝内蓄、肺失肃降而造成肺系病变的先天条件。

2. 肺病 B 型

此型占案例样本 27%（表 5-14，图 5-40、5-41、5-42）。

表 5-14　肺病 B 型病案基本式

肝阳	肝阴	心阳	心阴	胃	脾	肺阳	肺阴	肾阳	肾阴	燥湿度
0.73	-2.32	10.19	19.61	-6.34	-1.30	-3.96	-4.84	-4.31	-7.48	19.63

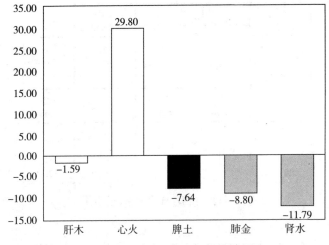

图 5-40　肺病 B 型病案五脏图

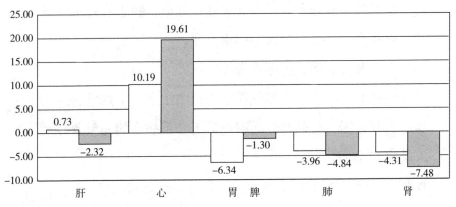

图 5-41　肺病 B 型病案五脏阴阳分布图

左升 28.21	中　气		右降 -20.59	
心 29.80			肺 -8.80	上焦 21.00
	脾 -1.30	胃 -6.34		中焦 -7.64
肝 -1.59			肾 -11.79	下焦 -13.38

图 5-42　肺病 B 型病案气机图

从图中，我们可以观察到：

（1）从五脏能量分布看，心火独旺；肺金、脾土、肾水皆弱。

（2）火强水弱，水不制火，阴虚火亢。

（3）中土脾胃衰弱，土不生金。

（4）气机上，心火独亢，气浮上焦；中土衰，下焦虚弱。

这是火旺金囚、心热肺燥而引起后天肺系病变的先天条件。

3. 肺病 C 型

此型占案例样本 24%（表 5-15，图 5-43、5-44、5-45）。

表 5-15　肺病 C 型病案基本式

肝阳	肝阴	心阳	心阴	胃	脾	肺阳	肺阴	肾阳	肾阴	燥湿度
0.14	-2.41	0.13	-1.38	16.75	-2.90	-3.63	-0.61	-2.93	-3.17	7.66

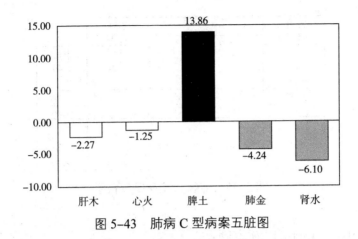

图 5-43　肺病 C 型病案五脏图

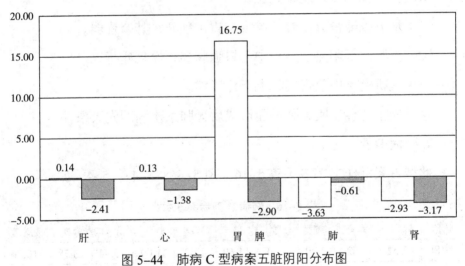

图 5-44　肺病 C 型病案五脏阴阳分布图

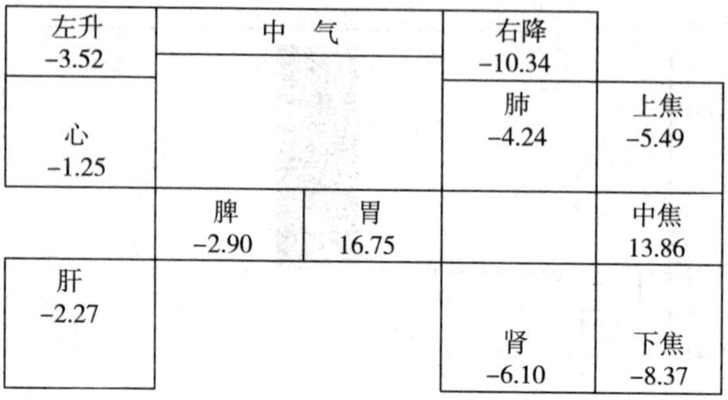

左升 -3.52	中　气		右降 -10.34	
心 -1.25			肺 -4.24	上焦 -5.49
	脾 -2.90	胃 16.75		中焦 13.86
肝 -2.27				
			肾 -6.10	下焦 -8.37

图 5-45　肺病 C 型病案气机图

从图中，我们可以观察到：

（1）从五脏能量分布看，戊土（胃）独旺；其余皆弱。

（2）五脏内部阳盛阴衰；中土胃强脾弱，燥气盛行。

（3）气机上，中焦胃实，上下焦皆虚。

这是燥土埋金、阴虚肺燥而形成后天肺系疾病的先天条件。

4. 肺病 D 型

此型占案例样本 22%（表 5-16，图 5-46、5-47、5-48）。

表 5-16　肺病 D 型病案基本式

肝阳	肝阴	心阳	心阴	胃	脾	肺阳	肺阴	肾阳	肾阴	燥湿度
-3.86	-2.02	-5.62	-3.29	-6.28	14.69	1.00	11.09	-1.94	-3.78	-10.70

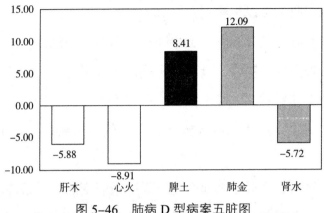

图 5-46　肺病 D 型病案五脏图

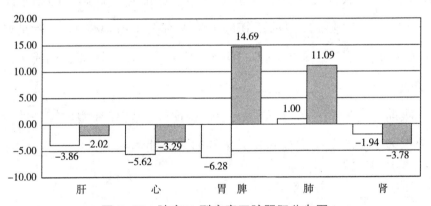

图 5-47　肺病 D 型病案五脏阴阳分布图

左升 -14.79	中　气		右降 6.38	
心 -8.91			肺 12.09	上焦 3.18
	脾 14.69	胃 -6.28		中焦 8.41
肝 -5.88			肾 -5.72	下焦 -11.60

图 5-48　肺病 D 型病案气机图

从图中，我们可以观察到：

（1）从五脏能量分布看，土金旺；水木弱，火最衰。

（2）五脏内部是阴盛阳衰，肺阴盛而肺气弱。

（3）中土脾胃对立，脾强胃弱，湿重生痰。

（4）气机上，肝木、心火皆弱，左升气机有碍；上、中焦实，下焦虚。

这是肺气弱、脾湿犯肺而引起后天肺系病变的先天条件。

纵观以上肺病的四个分型，肺为娇脏，自然跟寒暖、燥湿状态有密切的联系。A 型是寒湿，B 型是热燥，这都是"致病"的因子（占样本 51%）。C 型和 D 型都跟其母（土）有关（占 49%），前者是燥土（胃）埋金，后者是湿土（脾）困金，结果都是肺气阻滞，构成了后天病变的缘由。

跟前一章肺病的基本式强火伤金相比较，只有 B 型比较一致，其他分型内容反映了构成肺病先天条件的多样性。

五、肾病分型

肾病有四个分型。

1. 肾病 A 型

此型占案例样本 34%（表 5-17，图 5-49、5-50、5-51）。

表 5-17　肾病 A 型病案基本式

肝阳	肝阴	心阳	心阴	胃	脾	肺阳	肺阴	肾阳	肾阴	燥湿度
−4.67	−5.55	−2.08	0.63	0.92	16.42	−0.22	0.04	−4.51	−0.97	−0.93

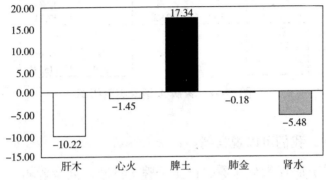

图 5-49　肾病 A 型病案五脏图

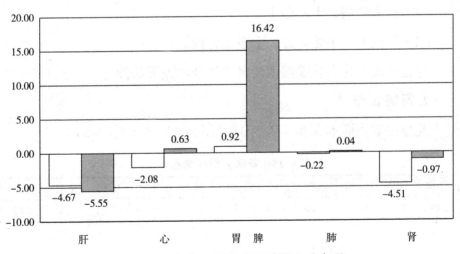

图 5-50　肾病 A 型病案五脏阴阳分布图

左升 -11.67	中　气		右降 -5.66	
心 -1.45			肺 -0.18	上焦 -1.63
	脾 16.42	胃 0.92		中焦 17.34
肝 -10.22			肾 -5.48	下焦 -15.70

图 5-51　肾病 A 型病案气机图

从图中，我们可以观察到：

（1）从五脏能量分布看，己土（脾）独旺，其余皆弱。

（2）五脏内部阴盛阳衰，肾气、肝气、心气俱衰。

（3）肝木最弱，木不制土。

（4）气机上，中焦脾旺，上下焦皆虚。

这是水虚土旺、脾虚湿困的肾系病变的先天条件。

2. 肾病 B 型

此型占案例样本 33%（表 5-18，图 5-52、5-53、5-54）。

表 5-18　肾病 B 型病案基本式

肝阳	肝阴	心阳	心阴	胃	脾	肺阳	肺阴	肾阳	肾阴	燥湿度
2.00	9.93	0.89	1.16	-2.41	-3.84	-1.51	-1.06	-3.71	-1.47	4.19

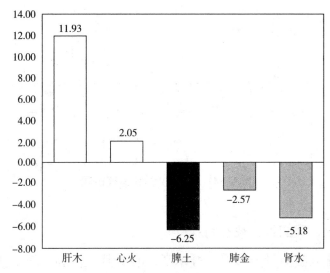

图 5-52　肾病 B 型病案五脏图

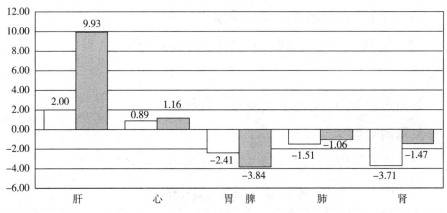

图 5-53　肾病 B 型病案五脏阴阳分布图

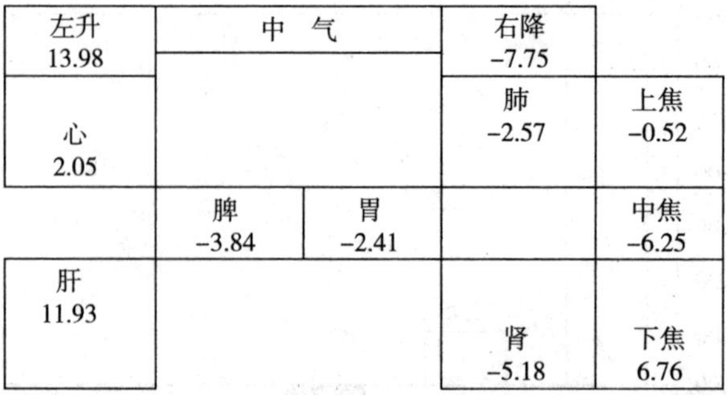

左升 13.98	中　气		右降 −7.75	
心 2.05			肺 −2.57	上焦 −0.52
	脾 −3.84	胃 −2.41		中焦 −6.25
肝 11.93			肾 −5.18	下焦 6.76

图 5-54　肾病 B 型病案气机图

从图中，我们可以观察到：

（1）从五脏能量分布看，肝木旺，心火其次；肺、脾、肾皆弱。

（2）中土脾胃都弱。

（3）肝木旺，肾水虚，水不涵木。

（4）气机上，木火旺，左升有力；肺肾弱，右降无力；中土气陷。

这是水湿不调、肝木上亢的先天状态。

3. 肾病 C 型

此型占案例样本 17%（表 5-19，图 5-55、5-56、5-57）。

表 5-19　肾病 C 型病案基本式

肝阳	肝阴	心阳	心阴	胃	脾	肺阳	肺阴	肾阳	肾阴	燥湿度
2.47	−5.09	−7.02	−6.73	1.37	−7.14	−2.93	−2.86	16.74	11.17	−21.51

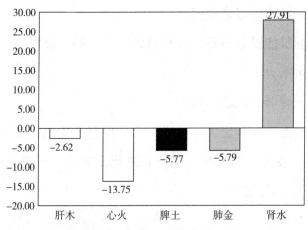

图 5-55　肾病 C 型病案五脏图

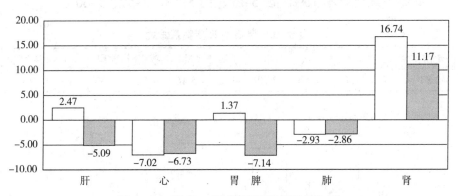

图 5-56　肾病 C 型病案五脏阴阳分布图

左升 -16.37	中　气		右降 22.12	
心 -13.75			肺 -5.79	上焦 -19.54
	脾 -7.14	胃 1.37		中焦 -5.77
肝 -2.62			肾 27.91	下焦 25.29

图 5-57　肾病 C 型病案气机图

从图中，我们可以观察到：

（1）从五脏能量分布看，肾水最旺，肝、肺、脾皆弱，心火最衰。

（2）强水乘火。

（3）中土脾弱，水盛土散。

（4）气机上，左升乏力，右降气沉，只有下焦实，肾水泛滥。

这是水行乘火，寒水有上逆攻心之势。它给后天肾脏脏气太过引发病变提供了先天条件。

4. 肾病 D 型

此型占案例样本 16%（表 5-20，图 5-58、5-59、5-60）。

表 5-20　肾病 D 型病案基本式

肝阳	肝阴	心阳	心阴	胃	脾	肺阳	肺阴	肾阳	肾阴	燥湿度
-2.83	4.47	11.71	20.40	-2.70	-4.62	-5.46	-6.37	-6.33	-8.28	26.14

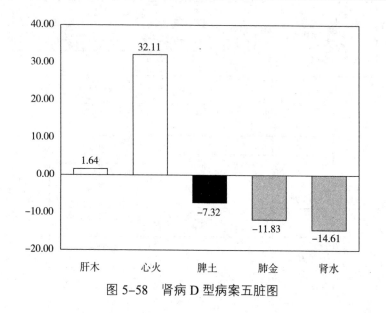

图 5-58　肾病 D 型病案五脏图

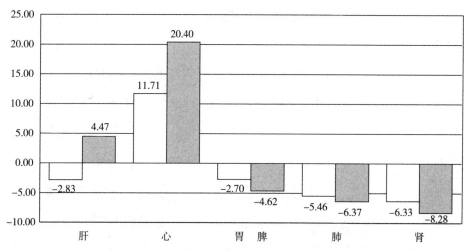

图 5-59 肾病 D 型病案五脏阴阳分布图

左升 33.75	中 气		右降 -26.44	
			肺 -11.83	上焦 20.28
心 32.11				
	脾 -4.62	胃 -2.70		中焦 -7.32
肝 1.64			肾 -14.61	下焦 -12.97

图 5-60 肾病 D 型病案气机图

从图中，我们可以观察到：

（1）从五脏能量分布看，木火旺，心火最旺；脾、肺、肾皆弱，其中肾水最衰。

（2）木燥火旺，水虚，心肾不交。

（3）中土脾胃皆弱。

（4）气机上，木火左升强，尤其心火亢而上浮；右降气衰。上焦实，中下交皆虚。

这是火盛水虚、心肾不交可能造成后天肾系病变的先天条件。

纵观以上肾病的四个分型，除了C型是肾水旺相（占样本17%）之外，其他A型（占34%）、B型（占33%）和D型（占16%）都是肾水不足的。在中医史上，不少医家认为肾之为病有虚无实，比如，宋代儿科大家钱乙《小儿药证直诀·五脏所主》说："肾主虚，无实也，惟疮疹，肾实则变黑陷。"或者肾脏本身，或久病及肾，以精、气、阴、阳不足的虚证居多。这里我们不加评论，但从肾病患者样本的时空基因分析上，的确是先天肾水不足（肾虚）占了绝大多数。

六、胃病分型

胃病有四个分型。

1. 胃病 A 型

此型占案例样本 34%（表 5-21，图 5-61、5-62、5-63）。

表 5-21　胃病 A 型病案基本式

肝阳	肝阴	心阳	心阴	胃	脾	肺阳	肺阴	肾阳	肾阴	燥湿度
−0.14	−4.06	−4.20	−1.99	1.40	−0.10	3.45	9.53	−1.17	−2.73	−2.50

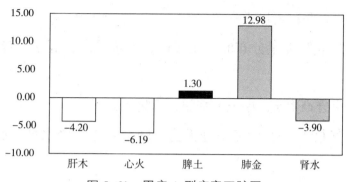

图 5-61 胃病 A 型病案五脏图

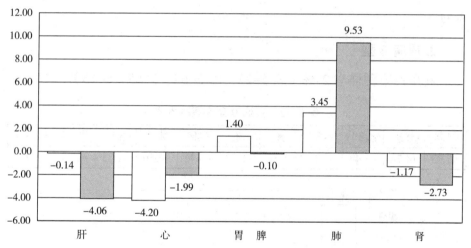

图 5-62 胃病 A 型病案五脏阴阳分布图

左升 -10.39	中 气		右降 9.08	
心 -6.19			肺 12.98	上焦 6.79
	脾 -0.10	胃 1.40		中焦 1.30
肝 -4.20			肾 -3.90	下焦 -8.10

图 5-63 胃病 A 型病案气机图

从图中，我们可以观察到：

（1）从五脏能量分布看，土金旺，肺金最旺；肝木、肾水皆弱，心火最衰。

（2）火衰难生土。中土又脾弱，运化无力。

（3）气机上，木火衰左升无力；肺金居上，肾水虚。肺金燥而难降。

这是子（金）盗母（土）气，或母不顾子，带来脾虚肺燥的先天条件。

2. 胃病 B 型

此型占案例样本 27%（表 5–22，图 5–64、5–65、5–66）。

表 5–22　胃病 B 型病案基本式

肝阳	肝阴	心阳	心阴	胃	脾	肺阳	肺阴	肾阳	肾阴	燥湿度
17.33	14.74	-3.44	-3.39	-5.16	-6.72	-3.46	-6.36	-1.35	-2.21	3.90

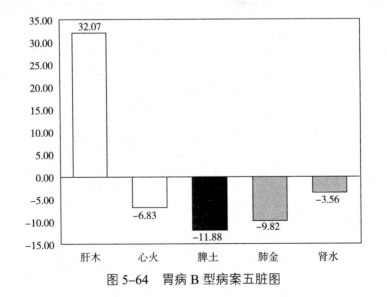

图 5–64　胃病 B 型病案五脏图

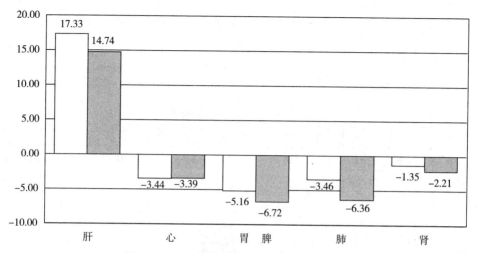

图 5-65　胃病 B 型病案五脏阴阳分布图

左升 25.24	中　气		右降 -13.38	
心 -6.83			肺 -9.82	上焦 -16.65
	脾 -6.72	胃 -5.16		中焦 -11.88
肝 32.07			肾 -3.56	下焦 28.51

图 5-66　胃病 B 型病案气机图

从图中，我们可以观察到：

（1）从五脏能量分布看，肝木旺盛；心火、肺金、肾水皆弱，脾胃土最衰。

（2）金弱木强，金不制木。

（3）水弱，水不涵木，肝气横逆，强木克土。

（4）气机上，木盛火弱，中土衰败，肝木之气难升，下焦实。

这是脾虚肝旺、强木克土的后天脾胃病的先天条件。

3. 胃病 C 型

此型占案例样本 23%（表 5-23，图 5-67、5-68、5-69）。

表 5-23　胃病 C 型病案基本式

肝阳	肝阴	心阳	心阴	胃	脾	肺阳	肺阴	肾阳	肾阴	燥湿度
-3.24	-4.67	8.81	4.37	18.95	-4.71	-4.80	-3.17	-6.40	-5.15	20.02

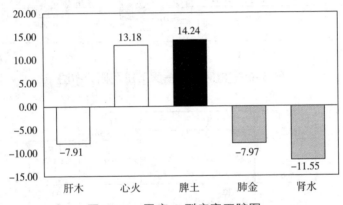

图 5-67　胃病 C 型病案五脏图

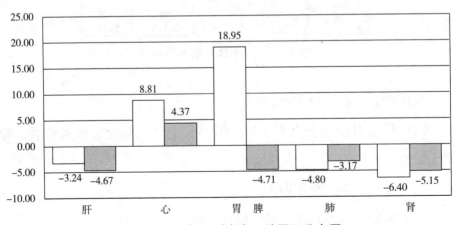

图 5-68　胃病 C 型病案五脏阴阳分布图

左升 5.27	中 气		右降 −19.52	
心 13.18			肺 −7.97	上焦 5.21
	脾 −4.71	胃 18.95		中焦 14.24
肝 −7.91			肾 −11.55	下焦 −19.46

图 5-69 胃病 C 型病案气机图

从图中，我们可以观察到：

（1）从五脏能量分布看，火土旺；肝木、肺金皆弱，肾水最衰。

（2）中土脾胃对立，胃强脾弱：胃实，燥。

（3）气机上，中焦土盛，上焦火炎，下焦虚。

这是阴虚火炎、中土燥热而形成后天胃热、食滞胃脘等证的先天条件。

4. 胃病 D 型

此型占案例样本 16%（表 5-24，图 5-70、5-71、5-72）。

表 5-24　胃病 D 型病案基本式

肝阳	肝阴	心阳	心阴	胃	脾	肺阳	肺阴	肾阳	肾阴	燥湿度
−1.92	−3.61	−6.76	−6.71	−5.16	−2.06	−0.09	−2.20	11.58	16.92	−23.38

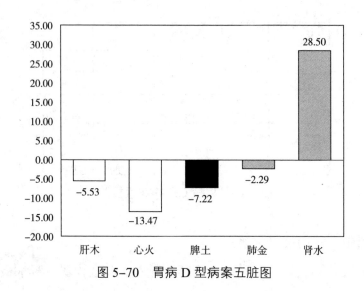

图 5-70　胃病 D 型病案五脏图

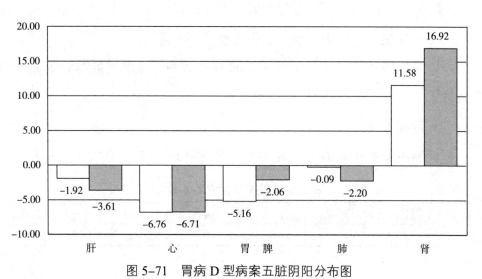

图 5-71　胃病 D 型病案五脏阴阳分布图

左升 −19.00	中 气		右降 26.21	
心 −13.47			肺 −2.29	上焦 −15.76
	脾 −2.06	胃 −5.16		中焦 −7.22
肝 −5.53			肾 28.50	下焦 22.97

图 5-72　胃病 D 型病案气机图

从图中，我们可以观察到：

（1）从五脏能量分布看，肾水最旺；肝木、脾胃土、肺金皆弱，心火最衰。

（2）中土脾胃均弱，戊土更弱于己土，阳气不足，土不制水。

（3）气机上，上焦、中焦皆虚，下焦实，肾水泛滥。

这是土不制水，脾虚水肿，构成了后天脾胃病病机的先天条件。

纵观以上胃病的四个分型，脾虚、脾失健运是它们的共同特点。四个分型中脾（己）土都是负值，可见其一斑。

事实上，胃为阳腑，主受纳，腐熟水谷，本身性质偏于燥；脾为阴脏，主运水湿，输布精微，本身性质偏于湿。在功能上，以脾湿济胃燥，以胃燥济脾湿，和衷共济，以维持生理上的相对平衡。胃属阳明经，阳明之上，燥气治之；脾属太阴经，太阴之上，湿气治之。二经互为表里，一燥一湿之气互相转化，共同完成受纳、腐熟、运化、输布的功能。若发生胃燥不能制脾湿，则引起运化、输布津液之功能的失常，则水湿内停；若脾湿不能济胃燥，则出现消谷善饥等症。这在胃病 C 型中反映得较为显著。

七、糖尿病分型

糖尿病有五个分型。

1. 糖尿病 A 型

此型占案例样本 24%（表 5-25，图 5-73、5-74、5-75）。

表 5-25　糖尿病 A 型病案基本式

肝阳	肝阴	心阳	心阴	胃	脾	肺阳	肺阴	肾阳	肾阴	燥湿度
−5.25	−5.88	−0.42	5.74	15.96	0.28	−2.19	−0.04	−2.66	−5.55	9.80

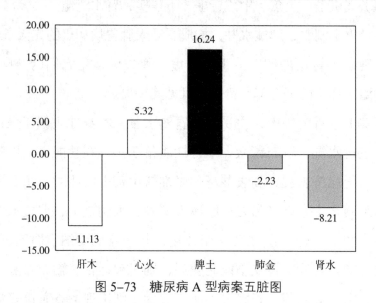

图 5-73　糖尿病 A 型病案五脏图

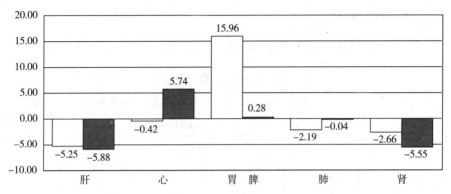

图 5-74　糖尿病 A 型病案五脏阴阳分布图

左升 -5.81	中　气		右降 -10.44	
心 5.32			肺 -2.23	上焦 3.09
	脾 0.28	胃 15.96		中焦 16.24
肝 -11.13			肾 -8.21	下焦 -19.34

图 5-75　糖尿病 A 型病案气机图

从图中，我们可以观察到：

（1）从五脏能量分布看，火土旺，其中戊土最旺；肝木、肺金、肾水皆弱，其中肝木最衰。

（2）中土胃强甚，燥气盛。

（3）木弱不能制土。

（4）气机上，中焦土实，上焦火炎，下焦肝肾虚弱。

这是阴虚火炎、胃热炽盛的状态。它是构成后天糖尿病病变的先天条件。

2. 糖尿病 B 型

此型占案例样本 21%（表 5–26，图 5–76、5–77、5–78 ）。

表 5–26　糖尿病 B 型病案基本式

肝阳	肝阴	心阳	心阴	胃	脾	肺阳	肺阴	肾阳	肾阴	燥湿度
−0.77	−3.51	10.66	20.40	−1.58	−3.30	−4.01	−3.69	−6.22	−7.99	23.72

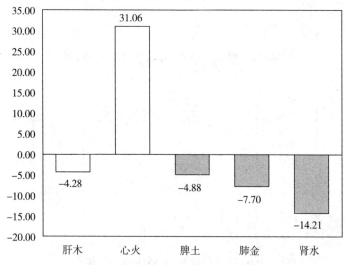

图 5–76　糖尿病 B 型病案五脏图

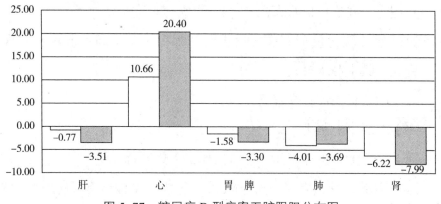

图 5–77　糖尿病 B 型病案五脏阴阳分布图

左升 26.78	中　气		右降 −21.91	
心 31.06			肺 −7.70	上焦 23.36
	脾 −3.30	胃 −1.58		中焦 −4.88
肝 −4.28			肾 −14.21	下焦 −18.49

图 5-78　糖尿病 B 型病案气机图

从图中，我们可以观察到：

（1）从五脏能量分布看，心火独旺；肝木、脾土、肺金、肾水皆弱，其中肾水最衰。

（2）火旺气燥，燥湿度达 23.72。

（3）中土脾胃弱。

（4）气机上，上焦火炎，中下焦虚弱。

这是阴虚火炽造成后天糖尿病病变的先天条件。

3. 糖尿病 C 型

此型占案例样本 20%（表 5-27，图 5-79、5-80、5-81）。

表 5-27　糖尿病 C 型病案基本式

肝阳	肝阴	心阳	心阴	胃	脾	肺阳	肺阴	肾阳	肾阴	燥湿度
1.95	−2.34	−2.48	−2.70	−3.94	−6.23	−2.56	−6.04	11.75	12.58	−10.83

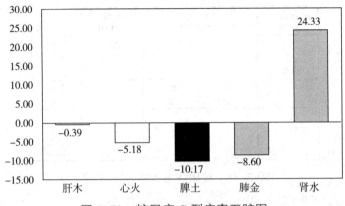

图 5-79　糖尿病 C 型病案五脏图

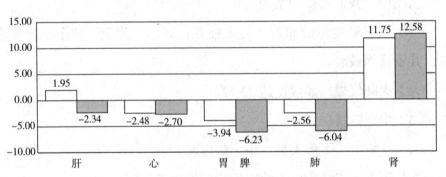

图 5-80　糖尿病 C 型病案五脏阴阳分布图

左升 −5.57	中　气		右降 15.73	
心 −5.18			肺 −8.60	上焦 −13.78
	脾 −6.23	胃 −3.94		中焦 −10.17
肝 −0.39			肾 24.33	下焦 23.94

图 5-81　糖尿病 C 型病案气机图

从图中，我们可以观察到：

（1）从五脏能量分布看，肾水独旺；肝木、心火弱，脾土、肺金更弱。

（2）中土脾胃弱，湿盛。

（3）气机上，降多升少，上焦、中焦虚弱，下焦肾水泛滥。

这是水盛土荡的状态。

4. 糖尿病 D 型

此型占案例样本 20%（表 5-28，图 5-82、5-83、5-84）。

表 5-28　糖尿病 D 型病案基本式

肝阳	肝阴	心阳	心阴	胃	脾	肺阳	肺阴	肾阳	肾阴	燥湿度
−5.63	−1.61	−1.06	−0.02	−7.15	−1.32	7.90	14.71	−3.32	−2.50	−3.29

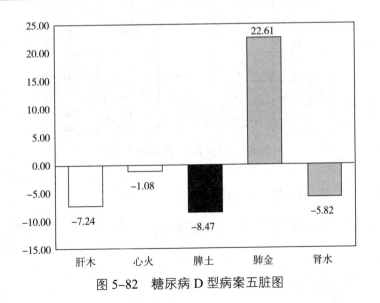

图 5-82　糖尿病 D 型病案五脏图

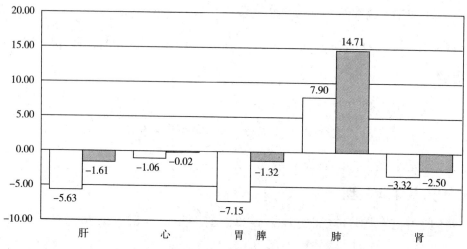

图 5-83　糖尿病 D 型病案五脏阴阳分布图

左升 −8.32	中 气		右降 16.79	
心 −1.08			肺 22.61	上焦 21.53
	脾 −1.32	胃 −7.15		中焦 −8.47
肝 −7.24			肾 −5.82	下焦 −13.06

图 5-84　糖尿病 D 型病案气机图

从图中，我们可以观察到：

（1）从五脏能量分布看，肺金独旺；心火、肾水、肝木弱，脾土最弱。

（2）中土脾胃弱。

（3）气机上，降多升少，上焦实，中、下焦虚弱。

这是肺金气燥，金病及土的状态。

5. 糖尿病 E 型

此型占案例样本 15%（表 5-29，图 5-85、5-86、5-87）。

表 5-29 糖尿病 E 型病案基本式

肝阳	肝阴	心阳	心阴	胃	脾	肺阳	肺阴	肾阳	肾阴	燥湿度
6.41	27.38	−3.15	1.46	−8.09	−4.98	−5.37	−5.65	−4.41	−3.61	1.29

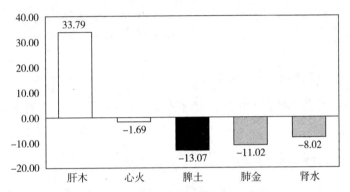

图 5-85 糖尿病 E 型病案五脏图

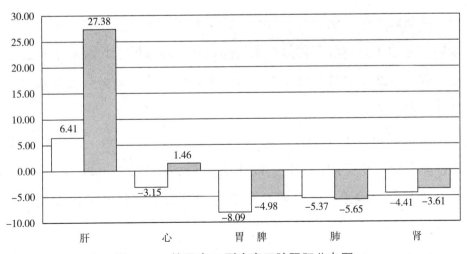

图 5-86 糖尿病 E 型病案五脏阴阳分布图

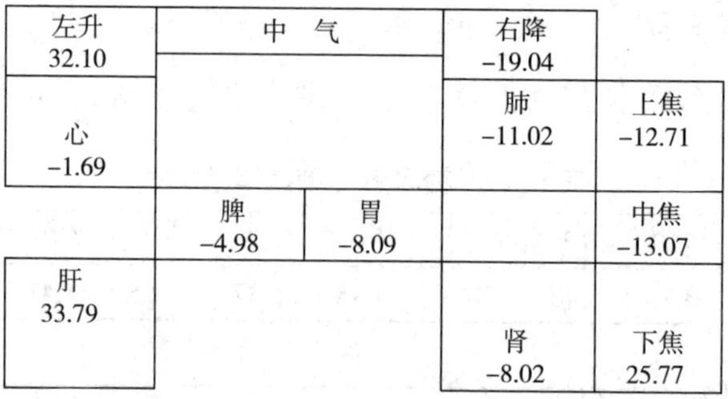

左升 32.10	中　气		右降 −19.04	
			肺 −11.02	上焦 −12.71
心 −1.69				
	脾 −4.98	胃 −8.09		中焦 −13.07
肝 33.79				
			肾 −8.02	下焦 25.77

图 5-87　糖尿病 E 型病案气机图

从图中，我们可以观察到：

（1）从五脏能量分布看，肝木独旺；肺金、脾土、肾水皆弱，其中脾土最弱。

（2）中土脾胃弱。

（3）气机上，肝木旺，左升有余；肺肾弱，右降不足，中气下陷。

这是肾水不足，燥木克土的状态。

纵观以上糖尿病的五个分型，除了 C 型水旺（占 20%）之外，其余四个分型（占 80%）都是肾水枯损、肾阴亏虚的。其次，除了 A 型戊（胃）土旺盛之外，脾土一般都是不足的。这跟糖尿病大类基本式特征基本吻合。

联系到中医的消渴症，其病位主要是肺、脾、肾，尤以肾为关键；其基本病机是阴津亏损，燥热偏盛，以阴虚为本，燥热为标，阴虚与燥热互为因果。这在除 C 型之外的分型里都得到了比较充分的体现。

如果进一步分析，分辨上、中、下三消，上消以肺燥为主，中消以胃热为主，下消以肾虚为主。那么 D 型（金旺水浅）跟上消联系较为紧密；A 型（胃燥）跟中消联系紧密；B 型（火旺水枯）跟下消联系更紧密些。

八、小结：五脏能量分布的偏颇性是构成疾病的先天因素

以上我们对七类疾病 29 个小类（分型）基本式逐一做了观察和分析，同时跟它们所属的疾病大类基本式做了比较。现在，就如我们在前一章所做的，进一步引进 3 个变项数值：差异度（x12）、阴阳差（x13）和跨度（x14），用它们来凸显这些分型数组结构的一些重要特征。

对这 29 个疾病分型求取这三个变项值的结果如下（表 5-30）：

表 5-30　差异度、阴阳差和跨距

编号	分型	x12	x13	x14
		差异度	阴阳差	跨距
	平和质	4.24	2.38	2.41
1	心脏病 A	24.24	−24.24	14.95
2	心脏病 B	10.42	−3.12	26.55
3	心脏病 C	18.94	3.28	17.15
4	心脏病 D	7.22	7.22	21.90
5	脑血管 A	12.27	10.54	18.37
6	脑血管 B	38.98	−38.98	16.65
7	脑血管 C	10.37	7.04	21.55

续　表

编号	分型	x12 差异度	x13 阴阳差	x14 跨距
8	脑血管 D	24.13	12.37	18.88
9	肝病 A	23.19	23.19	16.51
10	肝病 B	5.55	−1.14	18.39
11	肝病 C	30.31	−30.31	28.58
12	肝病 D	7.42	7.42	20.31
13	肺病 A	8.98	2.34	17.50
14	肺病 B	21.57	−7.36	27.10
15	肺病 C	26.98	20.93	20.39
16	肺病 D	37.06	−33.39	20.97
17	肾病 A	22.90	−21.13	21.97
18	肾病 B	12.34	−9.48	13.77
19	肾病 C	21.98	21.27	23.88
20	肾病 D	20.77	−11.22	28.67
21	胃病 A	15.29	−1.30	13.74
22	胃病 B	7.96	7.86	24.06
23	胃病 C	32.39	26.64	25.34
24	胃病 D	12.30	−4.70	23.69
25	糖尿病 A	27.50	10.88	21.84
26	糖尿病 B	16.30	−3.82	28.39
27	糖尿病 C	11.10	9.45	18.80
28	糖尿病 D	18.52	−18.52	21.86
29	糖尿病 E	29.75	−29.20	35.47

　　为了便于比较，我们把健康人平和质的数据也罗列于上表（第一行）。跟平和质的这三个数值相比，这29个疾病分型数据的运算结

果，远远大于或小于它们，这是一目了然的事实。它说明了什么？它说明后天发生疾病者的先天时空基因中五行或五脏能量分布的偏颇性。

显而易见，时空基因结构中五脏能量分布的偏颇性是后天疾病发生的先天因素之一。

九、从分型到中医临证

这里应当指出，样本中的案例当初是以西医病类收集来的，而我们的统计分析则是以患者出生时的时空结构的"气"以及"气"的阴阳五行状态的刻画为基础的，尤其是对病种的分型剖析，这就为我们通向中医临床辨证架起了跨越的桥梁。

我们知道，传统中医跟西医在诊断上有一个显著的差别是：西医重于辨病，中医重于辨证。

这里所谓的"证"是什么？

这是中医所特有的一个名称。证，即证候，有"证据"之意，它是指机体在疾病发展过程中某一个阶段病理属性的概括。其病理特征包括病变的原因、部位、性质、程度、邪正盛衰、转归趋势等多方面的因素，而病理特性的多种变量参数均与人体在病因作用下的反应状态有关，与人体自身的正气强弱、先天禀赋和体质倾向有关。可见"证"与"病"有着很大的区别。同一种病可以有不同的病理特点，更可有不同的发展阶段。因此，"证"比单一症状或笼统的病名更能全面、深刻、确切地揭示疾病某一阶段的病理本质。

所以中医是"辨证论治"。"辨"有审辨、辨析之意。"辨证"，就是运用望、闻、问、切四诊方法，全面了解病人所表现的症状、体征及其他有关情况，进行分析综合，辨清疾病的原因、部位、性质、邪正关系及发展趋势，从而把握疾病的本质，确定其为某种病机或某种性质的证。在辨证的基础上"论治"，即实施治疗。

辨证论治作为中医指导临床诊治疾病的基本法则，它能辩证地看待病与证的关系，既看到一种病表现出多种不同的证，又看到不同的病在其发展过程中可以出现类同的证，故在临床上存在着"同病异治"与"异病同治"的情况。

所谓"同病异治"，指同一类疾病由于发病的时间、地域及患者机体反应状态不同，或处于不同的发展阶段，其所反映的病机及其表现的证候不同，因而治法亦随之而异。所谓"异病同治"，是指不同的疾病，若出现类似的证候，或在发病过程中病机相同，可采取相同的方法治疗。显然，中医治病主要着眼于"证"的区别，证同治亦同，证异治亦异。

随着研究的不断深入，逐渐形成了常规的中医证型系统。已故著名中医学家颜德馨教授曾指出：从临床中发现"体质与证的固有相属性，体质与证的潜在相关性，体质与证的从化相应性。"（转引自李其忠《中医基础理论纵横解析》，第24页）既然先天禀赋是体质的基础，自然也是构成临床证型的生理、病理基础的众多因素之一。

正因为如此，这里我们把以上疾病29小类分型基本式作为先天禀赋条件，跟可能出现的主要证型之间做出适当的联系，为进一步探索和临床应用提供参考（表 5-31 ～ 5-37）。

表 5-31　心脏病病类基本式证候表现

病类基本式	五脏分布特征	中医常规证型	临床表现
心脏病 A 型	金冷火衰	心阳虚证	心悸，自汗，神倦嗜卧，心胸憋闷疼痛，形寒肢冷，面色苍白，舌淡或紫黯，脉细弱或沉迟
		心气虚证	心悸，气短，劳则尤甚，神疲体倦，自汗
		心阳不振	心悸不安，胸闷气短，动则尤甚，面色苍白，形寒肢冷，舌淡苔白，脉象虚弱或沉细无力
		心虚胆怯	心悸不宁，善惊易恐，坐卧不安，不寐多梦而易惊醒，恶闻声响，食少纳呆，苔薄白，脉细略数或细弦
		心血虚证	心悸气短，头晕目眩，失眠健忘，面色无华，倦怠乏力，纳呆食少，舌淡红，脉细弱
心脏病 B 型	强水克火	寒凝心脉	卒然心痛如绞，心痛彻背，喘不得卧，多因气候骤冷或骤感风寒而发病或加重，伴形寒，冷汗自出，心悸气短，面色苍白，苔薄白，脉沉紧
		水饮凌心	心悸眩晕，胸闷痞满，渴不欲饮，小便短少，或下肢浮肿，形寒肢冷，伴恶心，欲吐，流涎，舌淡胖，苔白滑，脉象弦滑或沉细而滑
心脏病 C 型	木强土弱	痰火扰神	心悸时发时止，受惊易作，胸闷烦躁，失眠多梦，口干苦，大便秘结，小便短赤，舌红，苔黄腻，脉弦滑
		痰阻心脉	胸闷重而心微痛，痰多气短，肢体沉重，形体肥胖，遇阴雨天而易发作或加重，伴有倦怠乏力，纳呆便溏，咯吐痰涎，苔浊腻或白滑，脉滑

续　表

病类基本式	五脏分布特征	中医常规证型	临床表现
心脏病 C 型	木强土弱	气滞心胸	心胸满闷，隐痛阵发，痛有定处，时欲太息，遇情志不遂时容易诱发或加重，或兼有脘宇胀闷，得嗳气或矢气则舒，苔薄或薄腻，脉细弦
		瘀阻心脉	心悸不安，胸闷不舒，心痛时作，痛如针刺，唇甲青紫，舌质紫暗或有瘀斑，脉涩或结或代
心脏病 D 型	火强水弱	阴虚火旺	心悸易惊，心烦失眠，五心烦热，口干，盗汗，思虑劳心则症状加重，伴耳鸣腰酸，头晕目眩，急躁易怒，舌红少津，苔少或无，脉象细数
		心阴虚证	心悸，烦躁失眠，潮热盗汗，或口舌生疮，面色潮红，舌红少津，脉细数

表 5-32　脑血管病病类基本式证候表现

病类基本式	五脏分布特征	中医常规证型	临床表现
脑血管 A 型	火强水弱	心肝火旺	健忘颠倒，认知损害，自我中心，心烦易怒，口苦目干，筋惕肉瞤，烦躁不安，舌暗红，苔黄腻，脉弦
		肾精不足	眩晕日久不愈，腰膝酸软，少寐多梦，健忘，两目干涩，视力减退；或面色㿠白，形寒肢冷，舌淡嫩，苔白，脉弱尺甚
		中风阳闭	突然晕倒，不省人事，牙关紧闭，口噤不开，两手握固，面赤身热，躁扰不宁，舌苔黄腻，脉弦滑
脑血管 B 型	木强水弱	肝阳上亢	眩晕，耳鸣，头目胀痛，口苦，失眠多梦，遇烦劳郁怒而加重，甚则仆倒，颜面潮红，急躁易怒，肢麻震颤，舌红苔黄，脉弦或数
		阴虚风动	头晕耳鸣，腰膝酸软，突发口眼歪斜，言语不利，舌暗红少苔或无，脉弦细或弦细数

续　表

病类基本式	五脏分布特征	中医常规证型	临床表现
脑血管 B 型	木强水弱	风阳上扰	半身不遂，偏身麻木，舌强言謇或不语，或口舌歪斜，心烦易怒，舌红苔薄白，脉弦
		肝阳头痛	头昏胀痛，两侧为重，心烦易怒，夜寐不宁，口苦面红，或兼胁痛，舌红苔黄，脉弦数
脑血管 C 型	水强土弱	气虚血瘀	半身不遂，口眼歪斜，面色无华，气短乏力，手足水肿，舌暗淡苔薄白或白腻，脉沉细
		瘀血内阻	表情迟钝，言语不利，善忘，易惊恐，或思维异常，行为古怪，伴肌肤甲错，口干不欲饮，双目晦暗，舌质暗或有瘀点瘀斑，脉细涩
		瘀血阻窍	眩晕，头痛，兼见健忘，失眠，心悸，精神不振，耳鸣耳聋，面唇紫暗，舌暗有瘀斑，脉涩或细涩
脑血管 D 型	金强木弱	中风阴闭	突然晕倒，不省人事，牙关紧闭，口噤不开，肢体强痉，静卧不烦，四肢不温，苔白腻，脉沉滑缓
		气血亏虚	眩晕动则加剧，劳累即发，面色㿠白，神疲乏力，倦怠懒言，唇甲不华，发色不泽，心悸少寐，纳少腹胀，舌淡苔薄白，脉细弱。
		血虚头痛	头痛隐隐，时时昏晕，心悸失眠，面色少华，神疲乏力，遇劳加重，舌质淡，苔薄白，脉细弱
		气血不足	记忆减退，行动迟缓，甚则终日寡言不动，倦怠，神疲乏力，面唇无华，爪甲苍白，纳呆便溏，舌淡胖，脉细弱

表 5-33　肝系病病类基本式证候表现

病类基本式	五脏分布特征	中医常规证型	临床表现
肝病 A 型	木不疏土	肝郁气滞	腹痛胀闷，痛无定处，痛引少腹，或兼痛窜两胁，时作时止，得嗳气或矢气则舒，遇忧思恼怒则剧，舌质红，苔薄白，脉弦
		气滞血瘀	胁下结块，隐痛、刺痛不适，胸胁胀闷，面颈部见有赤丝红纹，舌有紫斑或紫点，脉涩
		肝气郁结	腹中结块柔软，时聚时散，攻窜胀痛，脘胁胀闷不适，苔薄，脉弦
		痰结血瘀	颈前喉结两旁结块肿大，按之较硬或有结节，肿块经久未消，胸闷，纳差，舌质暗或紫，苔薄白或白腻，脉弦或涩
		痰气郁结	精神抑郁，胸部闷塞，胁肋胀满，咽中如有物梗塞，吞之不下，咯之不出，苔白腻，脉弦滑。本证称为"梅核气"
肝病 B 型	水强火弱	肝胆湿热	胁肋胀痛或灼热疼痛，口苦口黏，胸闷纳呆，恶心呕吐，小便黄赤，大便不爽，或兼有身热恶寒，身目发黄，舌红苔黄腻，脉弦滑数
		寒湿阻遏	脘腹痞胀，纳谷减少，大便不实，神疲畏寒，口淡不渴，舌淡苔腻，脉濡缓或沉迟
		水湿浸渍	全身水肿，下肢明显，按之没指，小便短少，胸闷，纳呆，泛恶，苔白腻，脉沉缓，起病缓慢，病程较长
		肾阳衰微	水肿反复消长不已，面浮身肿，腰以下甚，按之凹陷不起，尿量减少或反多，腰酸冷痛，四肢厥冷，怯寒神疲，面色㿠白，甚者心悸胸闷，喘促难卧，腹大胀满，舌质淡胖，苔白，脉沉细或沉迟无力

续　表

病类基本式	五脏分布特征	中医常规证型	临床表现
肝病 C 型	强金克木	阳气虚衰	头摇肢颤，筋脉拘挛，畏寒肢冷，四肢麻木，心悸懒言，动则气短，自汗，小便清长或自遗，大便溏，舌质淡，舌苔薄白，脉沉迟无力
		肝肾亏虚	关节屈伸不利，畏寒肢冷，阳痿，遗精。舌质淡红，舌苔薄白或少津，脉沉细弱或细数
		肾阳衰微	水肿反复消长不已，面浮身肿，腰以下甚，按之凹陷不起，尿量减少或反多；腰酸冷痛，四肢厥冷，怯寒神疲，面色㿠白；甚者心悸胸闷，喘促难卧，腹大胀满，舌质淡胖，苔白，脉沉细或沉迟无力
肝病 D 型	火强水衰	心肝阴虚	颈前喉结两旁结块或大或小、质软，病起较缓，心悸不宁，心烦少寐，易出汗，手指颤动，眼干，目眩，倦怠乏力，舌质红，舌体颤动，脉弦细数
		肝火扰心	不寐多梦，甚则彻夜不眠，急躁易怒，伴头晕头胀，目赤耳鸣，口干而苦，不思饮食，便秘溲赤，舌红苔黄，脉弦而数
		肝阳上亢	眩晕，耳鸣，头目胀痛，口苦，失眠多梦，遇烦劳郁怒而加重，甚则仆倒，颜面潮红，急躁易怒，肢麻震颤，舌红苔黄，脉弦或数
		心肝火旺	健忘颠倒，认知损害，自我中心，心烦易怒，口苦目干，筋惕肉瞤，烦躁不安，舌暗红，苔黄腻，脉弦
		风阳上扰	半身不遂，偏身麻木，舌强言謇或不语，或口舌歪斜，心烦易怒，舌红苔薄白，脉弦

续　表

病类基本式	五脏分布特征	中医常规证型	临床表现
肝病D型	火强水衰	肝经热盛	高热头痛，口噤龂齿，手足躁动，甚则项背强急，四肢抽搐，角弓反张，舌质红绛，舌苔薄黄或少苔，脉弦细而数
		心营热盛	高热烦躁，神昏谵语，项背强急，四肢抽搐，甚则角弓反张，舌质红绛，苔黄少津，脉细数
		阴虚火旺	夜寐盗汗，或有自汗，五心烦热，或兼午后潮热，两颧色红，口渴，舌红少苔，脉细数
		气郁发热	发热多为低热或潮热，热势常随情绪波动而起伏，精神抑郁，胁肋胀满，烦躁易怒，口干而苦，纳食减少，舌红，苔黄，脉弦数

表5-34　肺系病病类基本式证候表现

病类基本式	五脏分布特征	中医常规证型	临床表现
肺病A型	水强火弱	肺气虚	喘促短气，气怯声低，喉有鼾声，咳声低弱，痰吐稀薄，自汗畏风，易于感冒，舌质淡红或有苔剥，脉软弱
		痰浊阻肺	喘而胸满，咳嗽，痰多黏腻色白，食少，口黏不渴，舌苔白腻，脉象滑
		寒饮侵肺	喉中哮鸣如水鸡声，呼吸急促，喘憋气逆，胸膈满闷如塞，咳不甚，痰少咯吐不爽，色白而多泡沫，口不渴或渴喜热饮，形寒怕冷，天冷或受寒易发，面色青晦，舌苔白滑，脉弦紧或浮紧
		虚寒肺痿	咯吐涎沫，其质清稀量多，不渴，短气不足以息，头眩，神疲乏力，食少，形寒，小便数，或遗尿，舌质淡，脉虚弱

续　表

病类基本式	五脏分布特征	中医常规证型	临床表现
肺病 A 型	水强火弱	痰热郁肺	咳嗽，或喉中痰鸣如吼，喘而气粗息涌，胸高胁胀，咳呛阵作，咳痰色黄或白，黏浊稠厚，排吐不利，口苦，口渴喜饮，汗出，面赤，或有身热，甚至有好发于夏季者，舌苔黄腻，质红，脉滑数或弦滑
肺病 B 型	火旺金囚	肺阴亏耗	干咳，咳声短促，痰少黏白，或痰中带血丝，或声音逐渐嘶哑，口干咽燥，或午后潮热，颧红，盗汗，日渐消瘦，神疲，舌质红少苔，脉细数
		虚热肺痿	咳吐浊唾涎沫，其质较黏稠，或咳痰带血，咳声不扬，甚则音嗄，气急喘促，口渴咽燥，午后潮热，形体消瘦，皮毛干枯，舌红而干，脉虚数
		热毒袭肺	恶寒发热，咳嗽，咯白色黏痰，痰量日益增多，胸痛，咳则痛甚，呼吸不利，口干鼻燥，舌苔薄黄，脉浮数而滑
		阴虚火旺	呛咳气急，痰少质黏，或吐痰黄稠量多，时时咯血，血色鲜红，午后潮热，盗汗，颧红，口渴心烦，失眠，急躁易怒，或胸胁掣痛，男子见遗精，女子月经不调，形体日益消瘦，舌干而红，苔薄黄而剥，脉细数
肺病 C 型	燥土埋金	肝气犯肺	每遇情志刺激而诱发，突然呼吸短促，息粗气憋，胸闷胸痛，咽中如窒，但喉中痰鸣不著。平素常多忧思抑郁，失眠，心悸，苔薄，脉弦
		肝火犯肺	上气咳逆阵作，咳时面赤，咽干口苦，常感痰滞咽喉而咯之难出，量少质黏，症状可随情绪波动而增减，舌红或舌边红，苔薄黄少津，脉弦数

续　表

病类基本式	五脏分布特征	中医常规证型	临床表现
肺病 C 型	燥土埋金	风燥伤肺	干咳，连声作呛，喉痒，咽喉干痛，唇鼻干燥，无痰或痰少而黏，不易咯出，或痰中带有血丝，口干，初起或伴鼻塞，头痛，微寒，身热等表证，舌质红干而少津，苔薄白或薄黄，脉浮数或小数
肺病 D 型	土湿金冷	冷哮	喉中哮鸣如水鸡声，呼吸急促，喘憋气逆，胸膈满闷如塞，咳不甚，痰少咯吐不爽，色白而多泡沫，口不渴或渴喜热饮，形寒怕冷，天冷或受寒易发，面色青晦，舌苔白滑，脉弦紧或浮紧
		肺肾两虚	短气息促，动则为甚，吸气不利，咳痰质黏起沫，脑转耳鸣，腰酸腿软，心慌，不耐劳累，畏寒肢冷，面色苍白，舌苔淡白，质胖，脉沉细

表 5-35　肾系病病类基本式证候表现

病类基本式	五脏分布特征	中医常规证型	临床表现
肾病 A 型	土强水虚	肾阳衰微	水肿反复消长不已，面浮身肿，腰以下甚，按之凹陷不起，尿量减少或反多，腰酸冷痛，四肢厥冷，怯寒神疲，面色㿠白，甚者心悸胸闷，喘促难卧，腹大胀满，舌质淡胖，苔白，脉沉细或沉迟无力
		肾阳衰惫	小便不通或点滴不爽，排出无力，面色㿠白，神气怯弱，畏寒肢冷，腰膝冷而酸软无力，舌淡胖，苔薄白，脉沉细或弱

续　表

病类基本式	五脏分布特征	中医常规证型	临床表现
肾病 B 型	木强水虚	膀胱湿热	小便点滴不通，或量极少而短赤灼热，小腹胀满，口苦口黏，或口渴不欲饮，或大便不畅，舌质红，苔黄腻，脉数
		脾肾阳虚湿浊内蕴	小便短少，色清，甚则尿闭，面色晦滞，形寒肢冷，神疲乏力，浮肿腰以下为主，纳差腹胀，泛恶呕吐，便溏，舌淡胖，有齿印，苔白腻，脉沉细
		湿热下注	遗精时作，小溲黄赤，热涩不畅，口苦而腻，苔黄腻，脉濡数
肾病 C 型	水强火弱	肾阳虚	腰背酸痛，遗精，阳痿，多尿或不禁，面色苍白，畏寒肢冷，下利清谷或五更泄泻，舌质淡胖，有齿痕
		肾气不固	多为无梦而遗，甚则滑泄不禁，精液清稀而冷，形寒肢冷，面色㿠白，头昏目眩，腰膝酸软，阳痿早泄，夜尿清长，舌淡胖，苔白滑，脉沉细
		肾气虚	神疲乏力，腰膝酸软，小便频数而清，白带清稀，舌质淡，脉弱
肾病 D 型	火强水弱	热结下焦	小便频数短涩，灼热刺痛，溺色黄赤，少腹拘急胀痛，或有寒热，口苦，呕恶，或有腰痛拒按，或有大便秘结，苔黄腻，脉滑数
		君相火旺	少寐多梦，梦则遗精，阳事易举，心中烦热，头晕目眩，口苦胁痛，小溲短赤，舌红，苔薄黄，脉弦数
		下焦热盛	小便黄赤灼热，尿血鲜红，心烦口渴，面赤口疮，夜寐不安，舌质红，脉数
		肾虚火旺	小便短赤带血，头晕耳鸣，神疲，颧红潮热，腰膝酸软，舌质红，脉细数
		热盛伤络	小便热涩刺痛，尿色深红，或夹有血块，疼痛满急加剧，或见心烦，舌尖红，苔黄，脉滑数

表 5–36　胃病病类基本式证候表现

病类基本式	五脏分布特征	中医常规证型	临床表现
胃病 A 型	金强火衰	脾阳虚弱	面色萎黄，食少，形寒，神倦乏力，面色㿠白，手足不温，少气懒言，大便溏薄，肠鸣腹痛，每因受寒或饮食不慎而加剧。胸胁支满，心下痞闷，胃中或有振水音，脘腹喜温畏冷，脘腹不舒，喜温喜按，或泛吐清水痰涎，饮入易吐，口渴不欲饮水，头晕目眩，心悸气短，形体逐渐消瘦，舌淡苔白滑，脉弦或细、弱、滑
		气虚阳微	水饮不下，泛吐多量黏液白沫，面浮足肿，面色㿠白，形寒气短，精神疲惫，腹胀，舌质淡，苔白，脉细弱
		食滞内停	脘腹痞闷而胀，进食尤甚，拒按，嗳腐吞酸，恶食呕吐，或大便不调，矢气频作，味臭如败卵，或溏或结，舌苔厚腻，脉滑或实
		饮食伤胃	胃脘疼痛，胀满拒按，嗳腐吞酸，或呕吐不消化食物，气味腐臭，吐后痛减，不思饮食，大便不爽，得矢气及便后稍舒，舌苔厚腻，脉滑
胃病 B 型	木强土弱	痰湿郁热	低热，午后热甚，心内烦热，胸闷脘痞，不思饮食，渴不欲饮，呕恶，大便稀薄或黏滞不爽，舌苔白腻或黄腻，脉濡数
		气郁发热	发热多为低热或潮热，热势常随情绪波动而起伏，精神抑郁，胁肋胀满，烦躁易怒，口干而苦，纳食减少，舌红，苔黄，脉弦数
		肝气犯胃	胃脘胀痛，痛连两胁，遇烦恼则痛作或痛甚，嗳气、矢气则痛舒，胸闷嗳气，喜长叹息，或呕吐吞酸，大便不畅，舌质红，舌苔多薄白，脉弦

续　表

病类基本式	五脏分布特征	中医常规证型	临床表现
胃病B型	木强土弱	肝胃不和	脘腹痞闷，胸胁胀满，心烦易怒，善太息，呕恶嗳气，或吐苦水，大便不爽，舌质淡红，苔薄白，脉弦
		痰气交阻	吞咽梗阻，胸膈痞满，甚则疼痛，情志舒畅时稍可减轻，情志抑郁时则加重，嗳气呃逆，呕吐痰涎，口干咽燥，大便艰涩，舌质红苔薄腻，脉弦滑
		气机郁滞	呃逆连声，常因情志不畅而诱发或加重，胸胁满闷，脘腹胀满，嗳气纳减，肠鸣矢气，苔薄白，脉弦
		肝气乘脾	泄泻肠鸣，腹痛攻窜，矢气频作，伴有胸胁胀闷，嗳气食少，每因抑郁恼怒，或情绪紧张而发，舌淡红，脉弦
		湿热中阻	胃脘疼痛，痛势急迫，脘闷灼热，口干口苦，口渴而不欲饮，纳呆恶心，小便色黄，大便不畅，舌红，苔黄腻，脉滑数
		湿热阻胃	脘腹痞闷，或嘈杂不舒，恶心呕吐，口干不欲饮，口苦，纳少，舌红，苔黄腻，脉滑数
胃病C型	土强水虚	胃火上逆	呃声洪亮有力，声高短促，冲逆而出，口臭烦渴，多喜冷饮，脘腹满闷，大便秘结，小便短赤，苔黄燥，脉滑数
		胃阴不足	脘腹痞闷，嘈杂，饥不欲食，恶心嗳气，口燥咽干，大便秘结，舌红少苔，脉细数
		瘀血停胃	胃脘疼痛，如针刺，似刀割，痛有定处，按之痛甚，痛时持久，食后加剧，入夜尤甚，或见吐血黑便，舌质紫暗或有瘀斑，脉涩
		胃阴亏耗	胃脘隐隐灼痛，似饥而不欲食，口燥咽干，五心烦热，消瘦乏力，口渴思饮，大便干结，舌红少津，脉细数

病类基本式	五脏分布特征	中医常规证型	临床表现
胃病 D 型	土不制水	胃中寒冷	呃声沉缓有力或连声，胸膈及胃脘不舒，得热则减，遇寒更甚，进食减少，喜食热饮，口淡不渴，舌苔白润，脉迟缓
		脾胃虚寒	胃痛隐隐，绵绵不休，喜温喜按，空腹痛甚，得食则缓，劳累或受凉后发作或加重，泛吐清水手足不温，大便溏薄，舌淡苔白，脉虚弱或迟缓
		寒湿内盛	泄泻清稀，甚则如水样，脘闷食少，腹痛肠鸣；或兼外感风寒，恶寒，发热，头痛，肢体酸痛，舌苔白或白腻，脉濡缓
		中虚脏寒	腹痛绵绵，时作时止，喜温喜按，形寒肢冷，神疲乏力，气短懒言，胃纳不佳，面色无华，大便溏薄，舌质淡，苔薄白，脉沉细

表 5-37　糖尿病病类基本式证候表现

病类基本式	五脏分布特征	中医常规证型	临床表现
糖尿病 A	火土燥热	胃热炽盛	多食易饥，口渴，尿多，形体消瘦，大便干燥，苔黄，脉滑实有力
糖尿病 B	火强水弱	肺热津伤	口渴多饮，口舌干燥，尿频量多，烦热多汗，舌边尖红，苔薄黄，脉洪数
		肾阴亏虚	尿频量多，混浊如脂膏，或尿甜，腰膝酸软，乏力，头晕耳鸣，口干唇燥，皮肤干燥，瘙痒，舌红苔少，脉细数
糖尿病 C	水盛土荡	气阴亏虚	口渴引饮，能食与便溏并见，或饮食减少，精神不振，四肢乏力，体瘦，舌质淡红，苔白而干，脉弱
		阴阳两虚	小便频数，混浊如膏，甚至饮一溲一，面色黧黑，耳轮焦干，腰膝酸软，形寒畏冷，阳痿不举，舌淡苔白，脉沉细无力

续 表

病类基本式	五脏分布特征	中医常规证型	临床表现
糖尿病 D	金强土衰	肾阴亏虚	尿频量多，混浊如脂膏，或尿甜，腰膝酸软，乏力，头晕耳鸣，口干唇燥，皮肤干燥，瘙痒，舌红苔少，脉细数
糖尿病 E	木强土衰	气阴亏虚	口渴引饮，能食与便溏并见，或饮食减少，精神不振，四肢乏力，体瘦，舌质淡红，苔白而干，脉弱

VI

第六章　潜在疾病倾向的预测

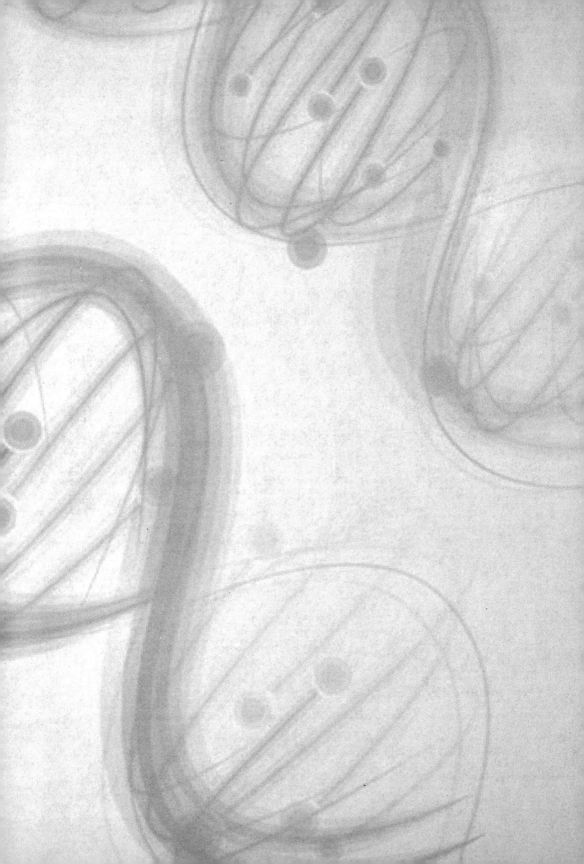

　　诚如我们在《解读时空基因密码》一书里所做的，研究的目的是为了对时空基因结构信息做出预测，从而提出和完善新的、动态的、个性化的保健策略，实践中医"治未病"的理想。因此，在探讨了疾病的先天条件基础上，我们尝试实现计算机程序的预测功能。

一、Logistic回归分析

　　这里采取统计学中的 Logistic 回归分析来实现程序的预测。

　　Logistic 回归分析是一种概率型非线性回归，其因变量既可以是二分类的（比如"是"与"否"），也可以是多分类的，其中二分类的 Logistic 回归分析被广泛应用在银行、保险、制药等诸多领域。

　　在本章节中，所有案例都是通过二分类的 Logistic 回归进行分析的。其因变量是完全对立的两个分类，例如该人"有心脏病"与"没有心脏病"。我们之所以采用 Logistic 回归分析，旨在探讨先天时空基因中引发疾病的因素，并根据这些因素来预测疾病发生的概率。

Logistic 回归的数学表达式如下：

$$\text{Logit}(P) = \ln\left(\frac{P}{1-P}\right) = \alpha_1 + \beta_1 x_1 + \beta_2 x_2 + \cdots\cdots + \beta_m x_m$$

其中，P 指某事件发生的概率。它作为因变量与各自变量 xi 建立回归模型。而 P/（1-P）就是发生概率与不发生概率的比值，然后用对数变换，将取值范围扩大。自变量 xi 可以是二分类的分类变量（0 或 1），也可以是多分类的数值型的变量。α 为常数项，β 为偏回归系数，反映各个自变量 $x1$，$x2$，……，xm 的作用大小，即当其他变量数值不变时，某个自变量取值增加或减少一个单位时所引起的相对优势比自然对数的变化量。

我们运用 SPSS 统计软件对 29 个小类的疾病分型案例资料（755 案例）进行 Logistic 回归分析，输入包括 29 个小类的全部案例数组（$x1$ 至 $x11$ 等 11 个变项数值），分别求得了 29 个相关模型。以下是各个相关模型中的 β（偏回归系数）数值和 α（常数）值（表 6-1 中所列出的变量在统计上都是显著的）。

表 6-1　29 个小类 Logistic 回归方程系数表

输入	x1 肝阳	x2 肝阴	x3 心阳	x4 心阴	x5 胃	x6 脾	x7 肺阳	x8 肺阴	x9 肾阳	x10 肾阴	x11 燥湿度	α 常数
心脏病 A						0.083	0.093	0.068				-3.818
心脏病 B				0.167				0.075	0.142	0.209		-6.351
心脏病 C	0.113			0.103							-0.059	-4.080
心脏病 D			0.075								0.062	-4.749
脑血管 A					0.036			-0.125	-0.104		0.075	-5.032
脑血管 B		0.087				0.092	-0.133	0.048				-4.482

续　表

输入	x1	x2	x3	x4	x5	x6	x7	x8	x9	x10	x11	α
	肝阳	肝阴	心阳	心阴	胃	脾	肺阳	肺阴	肾阳	肾阴	燥湿度	常数
脑血管 C	0.093							0.056	0.082	0.111		−4.824
脑血管 D	−0.168						0.151			−0.102		−5.258
肝病 A					0.097	0.040	0.079					−3.522
肝病 B			−0.218	−0.083				−0.072		0.040		−4.599
肝病 C								0.176			−0.042	−5.026
肝病 D			0.048		−0.043						0.077	−4.322
肺病 A				−0.110						0.064		−3.950
肺病 B	0.059		0.047	0.133								−4.891
肺病 C					0.096							−4.095
肺病 D						0.100		0.059		−0.151	−0.112	−5.395
肾病 A	0.086				0.117				0.070		−0.112	−5.982
肾病 B		0.142		0.089							0.176	−8.672
肾病 C		−0.082				0.112						−4.166
肾病 D		−5.460										−3.532
胃病 A	0.072				0.049	0.046	0.086	0.090				−3.483
胃病 B	0.185	0.145					0.140					−5.321
胃病 C			0.118		0.124							−4.999
胃病 D										0.065	−0.095	−5.430
糖尿病 A		0.173										−6.346
糖尿病 B				0.084							0.066	−5.682
糖尿病 C				0.666	0.101							−4.787
糖尿病 D					−0.135		0.122	0.073				−5.547
糖尿病 E									0.056	0.069		−4.696

在 SPSS 统计软件中，关于 Logistic 逐步回归的方式有不同的选择，这里是选择 Forward：Conditional（有条件前进法），即逐一让满足标准的自变量进入回归方程变量，再依据条件参数似然比（likelihood

ratio，LR）检验结果剔除变量。注意：在表 6-1 中每个分型的 x1 到
x11 变量若出现的是空格，表明这个变量在操作过程中已被剔除了。

　　事实上，仔细观察这个表，凡是出现 β（偏回归系数）的变项，都
是自身具有较重要的识别信息量的变项。尤其是对照前一章各个分型
图示，它们都是凸显分型特征的变项。

　　比如，第一行心脏病 A 型，它的五脏阴阳分布图见第五章图 5-2。

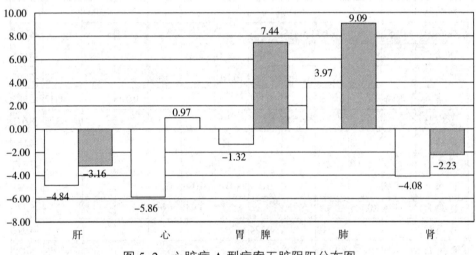

图 5-2　心脏病 A 型病案五脏阴阳分布图

　　其中变项脾（x6）、肺气（x7）和肺阴（x8）是此图中 3 个数值最
大的变项。正是它们构成了这个心脏病分型的主要特征（金冷火衰）。
对照上表（表 6-1），心脏病 A 型带有 β（偏回归系数）值变项的，不
正是它们吗？

　　再如肝病 C 型，它的五脏阴阳分布图见第五章图 5-32。

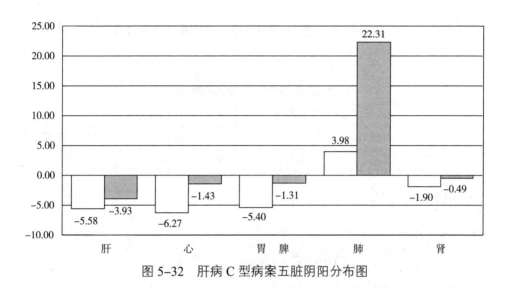

图 5-32　肝病 C 型病案五脏阴阳分布图

其中肺金独旺，尤其是肺阴（辛金）很旺。观察上表（表 6-1）肝病 C 型，在前 10 个变项中仅取 x8（肺阴）这个变项，带有 β（偏回归系数）值，它表现了强金克木的主要特征。

可见，在 Logistic 逐步回归的方式做出选择时，是通过寻找和保留跟其他分型有显著对比性的数值变项，而剔除那些对比信息量较小的数值变项。

二、预测：潜在的疾病发生概率

有了这样带有变项参数的 Logistic 回归模型，我们就可以直接输入被测人的时空基因数组，求取他（或她）的潜在疾病发生可能性的概率（P 值）。比如，前文中的案例 1（男，1946 年 10 月 20 日午时生），其时空基因数组是（表 6-2）：

表 6-2 案例 1 时空结构数组

x1	x2	x3	x4	x5	x6	x7	x8	x9	x10	x11
肝阳	肝阴	心阳	心阴	胃	脾	肺阳	肺阴	肾阳	肾阴	燥湿度
−7.85	−5.46	12.85	24.51	16.44	−7.75	−9.19	−4.68	−9.52	−9.36	37.60

我们先按以下方程式求出 $\hat{Y}$ 值：

方程式（1）

$$\hat{Y}=\hat{a_1}+\hat{\beta_1}x_1+\hat{\beta_2}x_2+\cdots\cdots+\hat{\beta_{11}}x_{11}$$

在代入相关数组变项内容以及上面已经罗列的参数，求取了 $\hat{Y}$ 值以后，再按以下公式，进一步求取 29 个小类的 $\hat{P}$ 值：

方程式（2）

$$\hat{P}=\frac{1}{1+\exp(-\hat{Y})}$$

比如，要求取心脏病 A 型的先天发生概率 $\hat{P}$。那么，先用方程（1）求取 $\hat{Y}$ 值：

$\hat{Y}= -3.818 + 0.083 \times (-7.75) + 0.093 \times (-9.19) + 0.068 \times (-4.68)$

  $= -5.316$

接着，将 $\hat{Y}$ 值代入方程（2），求取 $\hat{P}$ 值，即：

$\hat{P}= 1 /[\,1-\exp(-\hat{Y})\,] = 1 / [1- \exp(-(-5.316))\,]$

  $= 0.00489$

这个 $\hat{P}$ 值就是他的时空基因所显示出来的后天可能发生心脏病 A 型的概率。如果进一步把 29 个疾病小类的 $\hat{P}$ 值都求出来，我们就得到了此人后天发生这些病类以及它的分型可能性的所有概率了。

以下是根据疾病分型资料 logistic 回归运算得到的方程式求得的个人（案例 1）时空基因对应的发生七类疾病及其分型潜在可能性的运算结果（表 6-3）：

表 6-3 案例 1：运算结果（1）

编号	疾病分型	Y	P	小类最大值	疾病分型	排序
1	心脏病 A	-5.316	0.00489	0.1894	心脏病 D	5
2	心脏病 B	-5.917	0.00269			
3	心脏病 C	-4.661	0.00937			
4	心脏病 D	-1.454	0.18937			
5	脑血管病 A	-0.045	0.48866	0.4887	脑血管病 A	1
6	脑血管病 B	-4.672	0.00926			
7	脑血管病 C	-7.635	0.00048			
8	脑血管病 D	-4.372	0.01246			
9	肝病 A	-7.428	0.00059	0.1799	肝病 B	7
10	肝病 B	-1.517	0.17991			
11	肝病 C	-2.963	0.04910			
12	肝病 D	-9.472	0.00008			
13	肺病 A	-7.245	0.00071	0.1839	肺病 B	6
14	肺病 B	-1.490	0.18387			
15	肺病 C	-2.517	0.07469			
16	肺病 D	-9.244	0.00010			
17	肾病 A	-9.611	0.00007	0.3397	肾病 B	2
18	肾病 B	-0.665	0.33968			
19	肾病 C	-4.586	0.01009			
20	肾病 D	-3.931	0.01925			
21	胃病 A	-4.810	0.00808	0.1909	胃病 C	4
22	胃病 B	-8.851	0.00014			

续　表

编号	疾病分型	Y	P	小类最大值	疾病分型	排序
23	胃病 C	−1.444	0.19087			
24	胃病 D	−9.610	0.00007			
25	糖尿病 A	−7.291	0.00068	0.2420	糖尿病 B	3
26	糖尿病 B	−1.142	0.24203			
27	糖尿病 C	−1.509	0.18109			
28	糖尿病 D	−9.229	0.00010			
29	糖尿病 E	−5.875	0.00280			

从表中可以看到，通过代入个人（案例 1）相关的时空基因数组的数值，经过 Logistic 回归模型的运算，可以求得每一个疾病分型的潜在发生概率 P 值（见 P 值栏）。然后，在同一个病类内部再做进一步的比较，选取发生概率最大者作为这个病类的代表（见"小类最大值"栏）。比如，上表中心脏病 A、B、C、D 四个分型中，心脏病 D 型的 P 值最大（0.1894），就选择心脏病 D 型作为心脏病系的代表。接下来，再把选出的各病类的"代表"（最大值者）进行排序，由此得到个人先天潜在的疾病发生的信息。把这个结果再整理如下（表 6-4）：

表 6-4　案例 1：运算结果（2）

排序	小类最大值 P	疾病分型
1	0.4887	脑血管病 A
2	0.3397	肾病 B
3	0.2420	糖尿病 B
4	0.1909	胃病 C
5	0.1894	心脏病 D
6	0.1839	肺病 B
7	0.1799	肝病 B

从表中可以发现：排在潜在疾病第一位的是脑血管病（脑血管病A型），发生可能性的概率是 0.4887；排在第二位的是肾病（肾病B型），发生可能性的概率是 0.3397；第三位是糖尿病（糖尿病B型），发生可能性的概率是 0.2420。前文已经谈到，此人（案例1）有高血压脑中风病史，同时也患有糖尿病。可见他在后天实际患有的疾病，在他出生时的时空基因结构中早已有"印记"了。

下面再看一例，案例2。这是在《解读时空基因密码》一书中提到过的我的一位旧友：男性，上海人，1946年8月8日12:30出生。他的出生时空结构四柱是：丙戌（年），戊申（月），甲寅（日），庚午（时辰）。通过转换运算，其时空结构的数组表述（表6-5）及五脏阴阳分布如下（图6-1）：

表6-5 案例2：时空结构数组

x1	x2	x3	x4	x5	x6	x7	x8	x9	x10	x11
肝阴	肝阳	心阴	心阳	胃	脾	肺阴	肺阳	肾阴	肾阳	燥湿度
-1.07	-9.36	21.85	5.67	-1.27	-4.88	9.56	-5.77	-5.37	-9.36	25.20

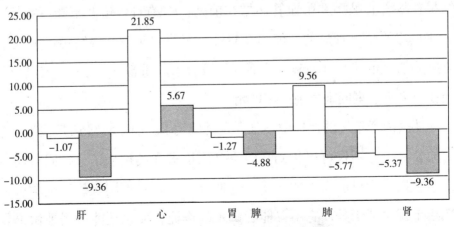

图6-1 案例2：五脏阴阳分布图

我们把这个基因数组输入由 SPSS 软件 Logistic 回归分析模型进行运算，下面是得到的最终结果（表6-6）：

表6-6　案例2：运算结果

排序	小类最大值 P	疾病分型
1	0.2179	肝病 D
2	0.1754	心脏病 D
3	0.1292	脑血管病 A
4	0.0705	胃病 C
5	0.0402	肺病 B
6	0.0281	糖尿病 B
7	0.0190	肾病 A

排在最前的三个是：肝病 D 型（0.2179）、心脏病 D 型（0.1754）和脑血管病 A 型（0.1292）。他是 2013 年夏天在散步时突发心脏病（心梗）去世的。他身体一直很好，只是到了老年有高血压心脏病。在去世前三天，我们还一起相聚。他告诉我医生发现他心脏血管堵塞严重，希望他去安装心脏支架，但他不以为然。其实对比案例 1 的运算结果，尽管心脏病和脑血管病排在前列，但绝对数值并不高，案例 1 排在最前的脑血管病的 P 值是 0.4887，而他的时空基因结构可能发生心脏病的 P 值只有 0.1754，然而因为没有引起重视，不幸先"走"了。现在也来不及询问他生前肝脏的情况了。

从这两个案例的比较中不难发现，应用 Logistic 回归分析运算，有它的长处：它不仅可以找到在时空基因里潜在的疾病信息，同时还能提示它们后天可能发生的概率，并通过数值来对不同疾病发生的可能性给予排序。于是，它不仅能尝试定性作业，而且还能适当地做出定量的分析。在这样的基础上，根据时空基因内部存在的信息，来实现预测的功能。

三、案例实测（八则）

以下是预测案例：

案例 3

男，1942 年 11 月 20 日卯时生。时空结构：壬午（年），辛亥（月），丁丑（日），癸卯（时辰）。

事实：自幼心脏衰弱。2002 年和 2003 年，心脏、冠状动脉阻塞，曾发生轻微中风。2004 年（62 岁）因中风不治去世（表 6-7、6-8，图 6-2）。

表 6-7　案例 3：时空结构数组

x1	x2	x3	x4	x5	x6	x7	x8	x9	x10	x11
肝阳	肝阴	心阳	心阴	胃	脾	肺阳	肺阴	肾阳	肾阴	燥湿度
1.35	2.00	-5.98	4.80	-11.28	-0.36	-9.19	0.45	12.80	5.39	-15.90

注：由于篇幅原因，此表以下只显现五脏阴阳分布图。

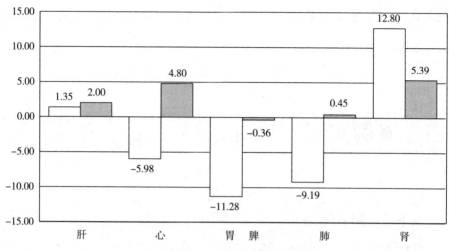

图 6-2　案例 3：五脏阴阳分布图

表 6-8　案例 3：预测程序运算结果

排序	小类最大值 P	疾病分型
1	0.0763	心脏病 C
2	0.0463	脑血管病 C
3	0.0327	肾病 B
4	0.0290	肝病 B
5	0.0274	胃病 D
6	0.0264	糖尿病 C
7	0.0158	肺病 A

　　心脏病（C 型）和脑血管病（C 型）排列在最前面，说明此人时空基因中有潜在的心脏和脑血管病的因子。从五脏能量分布情况看，是水火对峙，旺水克心火。

　　案例 4

　　男，1950 年 6 月 28 日戌时生。时空结构：庚寅（年），壬午（月），甲午（日），甲戌（时辰）。

事实：1986年（丙寅）因肺病去世（表6-9、6-10，图6-3）。

表6-9　案例4：时空结构数组

x1	x2	x3	x4	x5	x6	x7	x8	x9	x10	x11
肝阳	肝阴	心阳	心阴	胃	脾	肺阳	肺阴	肾阳	肾阴	燥湿度
11.12	−9.36	8.93	22.23	−7.38	−1.89	−4.14	−8.21	−1.94	−9.36	21.80

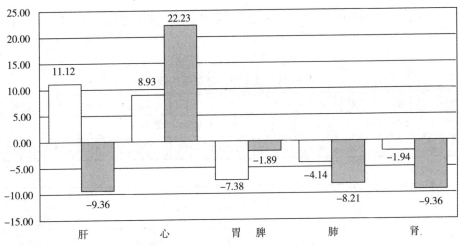

图6-3　案例4：五脏阴阳分布图

表6-10　案例4：预测程序运算结果

排序	小类最大值P	疾病分型
1	0.2974	肺病 B
2	0.1393	心脏病 C
3	0.1304	肝病 D
4	0.0850	糖尿病 B
5	0.0806	血脑病 A
6	0.0263	肾病 A
7	0.0144	胃病 A

预测结果是肺病（B 型）排在首位（0.2974）。从五脏能量分布看，是强火克肺金。

案例 5

男，1948 年 1 月 19 日子时生。时空结构：丁亥（年），癸丑（月），癸卯（日），壬子（时辰）。

事实：2003 年（癸未）冠心病突发谢世（表 6-11、6-12，图 6-4）。

表 6-11　案例 5：时空结构数组

x1	x2	x3	x4	x5	x6	x7	x8	x9	x10	x11
肝阳	肝阴	心阳	心阴	胃	脾	肺阳	肺阴	肾阳	肾阴	燥湿度
-2.81	1.83	-9.52	-4.77	-11.79	-3.53	-9.19	-8.55	20.18	28.14	-33.30

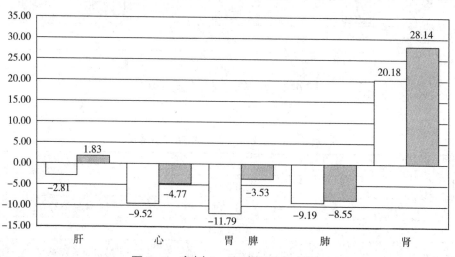

图 6-4　案例 5：五脏阴阳分布图

表 6-12　案例 5：预测程序运算结果

排序	小类最大值 P	疾病分型
1	0.7228	心脏病 B
2	0.4046	肝病 B
3	0.3924	胃病 D
4	0.3132	脑血管病 C
5	0.1646	糖尿病 C
6	0.1646	肺病 A
7	0.0787	肾病 C

从预测程序运算结果看，心脏病（B 型）占首位，数值甚高（0.7228），与第二位数值相差较大。从五脏能量分布来说，是强水克心火。可惜当事人从来就没有意识到这个先天时空存在的发病因子。

案例 6

男，1940 年 1 月 24 日酉时生。时空结构：己卯（年），丁丑（月），丙寅（日），丁酉（时辰）。

事实：1996 年（丙子）患血管硬化而至血压突高，急诊后稍安。1998 年（戊寅）病情恶化，因脑溢血不治去世（表 6-13、6-14，图 6-5）。

表 6-13　案例 6：时空结构数组

x1	x2	x3	x4	x5	x6	x7	x8	x9	x10	x11
肝阳	肝阴	心阳	心阴	胃	脾	肺阳	肺阴	肾阳	肾阴	燥湿度
2.49	0.73	3.30	5.59	-9.92	11.53	-4.38	5.83	-9.52	-5.66	6.60

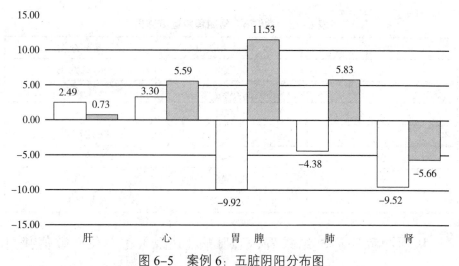

图 6-5　案例 6：五脏阴阳分布图

表 6-14　案例 6：预测程序运算结果

排序	小类最大值 P	疾病分型
1	0.0762	脑血管病 B
2	0.0505	肾病 A
3	0.0426	胃病 A
4	0.0381	肝病 D
5	0.0367	心脏病 A
6	0.0222	肺病 D
7	0.0132	糖尿病 D

　　预测的结果，脑血管病（B 型）占首位，尽管其数值并不很高（0.0762），终究是潜在的致病因子。

　　案例 7

　　男，1976 年 10 月 26 日未时生。时空结构：丙辰（年），戊戌（月），辛亥（日），乙未（时辰）。

　　事实：2006 年（丙戌）患肺结核不治去世。21 世纪肺病已非绝症，

他却不幸在患病后，肺部逐渐硬化而失去呼吸能力，英年早逝，令人
惋惜（表 6-15、6-16，图 6-6）。

表 6-15 案例 7：时空结构数组

x1	x2	x3	x4	x5	x6	x7	x8	x9	x10	x11
肝阳	肝阴	心阳	心阴	胃	脾	肺阳	肺阴	肾阳	肾阴	燥湿度
-6.08	0.77	-1.40	-4.82	24.79	-1.99	-9.19	6.90	-1.78	-7.21	6.70

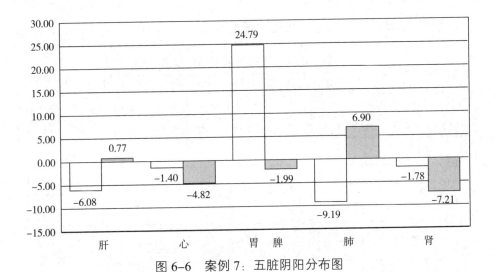

图 6-6 案例 7：五脏阴阳分布图

表 6-16 案例 7：预测程序运算结果

排序	小类最大值 P	疾病分型
1	0.1525	肺病 C
2	0.1275	肝病 A
3	0.1100	胃病 C
4	0.0690	糖尿病 A
5	0.0455	脑血管 B
6	0.0300	肾病 B
7	0.0117	心脏病 D

从运算结果看，肺病（C 型）出现在首位（0.1525）。可见，在此人的时空基因里确有潜在的肺病因子。从五行能量分布来看，是燥土犯肺。

案例 8

女，1948 年 5 月 16 日子时生。时空结构：戊子（年），丁巳（月），辛丑（日），庚子（时辰）。

事实：2001 年（辛巳）以急性肾炎谢世（表 6-17、6-18，图 6-7）。

表 6-17　案例 8：时空结构数组

x1	x2	x3	x4	x5	x6	x7	x8	x9	x10	x11
肝阳	肝阴	心阳	心阴	胃	脾	肺阳	肺阴	肾阳	肾阴	燥湿度
-9.52	-9.36	1.15	4.28	1.11	7.74	1.09	0.00	-3.32	6.83	-3.70

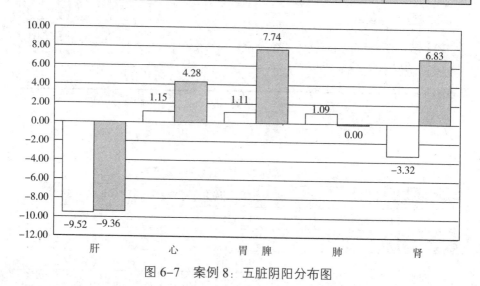

图 6-7　案例 8：五脏阴阳分布图

表 6-18　案例 8：预测程序运算结果

排序	小类最大值 P	疾病分型
1	0.0737	肾病 A
2	0.0466	肝病 A
3	0.0442	心脏病 A
4	0.0250	胃病 A
5	0.0183	肺病 A
6	0.0149	脑血管病 D
7	0.0122	糖尿病 A

从预测程序运算结果看，肾病（A 型）排在首位，虽然数值本身并不很高（0.0737），但也成了生命的杀手。可见，不能低估时空基因在疾病预测中的功能。

案例 9

男，1963 年 9 月 27 日寅时生。时空结构：癸卯（年），辛酉（月），癸酉（日），甲寅（时辰）。

事实：小时候曾患过急性肝炎。2004 年患肝癌，肝脏移植手术成功。2005 年（乙酉），癌细胞再现，第二次移植肝脏手术，幸运不再，扩散不治（表 6-19、6-20，图 6-8）。

表 6-19　案例 9：时空结构数组

x1	x2	x3	x4	x5	x6	x7	x8	x9	x10	x11
肝阳	肝阴	心阳	心阴	胃	脾	肺阳	肺阴	肾阳	肾阴	燥湿度
20.07	−9.36	−3.84	−9.36	−8.87	−9.60	−0.53	27.96	−9.52	3.04	−5.40

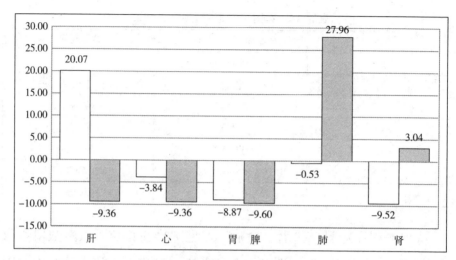

图 6-8　案例 9：五脏阴阳分布图

表 6-20　案例 9：预测程序运算结果

排序	小类最大值 P	疾病分型
1	0.5303	肝病 C
2	0.3908	胃病 A
3	0.1377	脑血管病 C
4	0.0853	糖尿病 D
5	0.0789	心脏病 C
6	0.0615	肺病 A
7	0.0146	肾病 B

从预测程序运算结果看，肝病（C 型）排在首位，数值较大（0.5303），所以小时候就患过急性肝炎，而且最终还是因肝癌去世。从五行能量分布来看，是金木交战，而强金克肝木。

案例 10

男，1958 年 9 月 8 日辰时生。时空结构：戊戌（年），庚申（月），戊子（日），丙辰（时辰）。

事实：2004 年感到疲倦消瘦。2005 年（乙酉）剧痛突生，检验结果竟患肝癌不治之症，化疗无效，于农历十一月（子月）谢世（表 6-21、6-22，图 6-9）。

表 6-21 案例 10：时空结构数组

x1	x2	x3	x4	x5	x6	x7	x8	x9	x10	x11
肝阳	肝阴	心阳	心阴	胃	脾	肺阳	肺阴	肾阳	肾阴	燥湿度
-9.52	-5.31	5.24	-9.36	11.35	-11.44	10.84	-9.39	3.85	13.72	-1.20

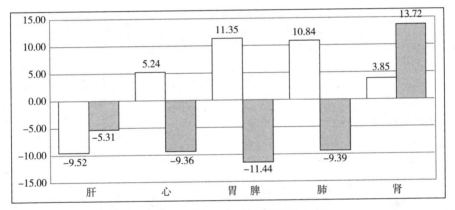

图 6-9 案例 10：五脏阴阳分布图

表 6-22 案例 10：预测程序运算结果

排序	小类最大值 P	疾病分型
1	0.1169	肝病 A
2	0.1149	肺病 A
3	0.0487	胃病 C
4	0.0316	脑血管病 D
5	0.0284	糖尿病 C
6	0.0228	心脏病 A
7	0.0195	肾病 B

从预测程序运算结果看，肝病（A型）排在首位（0.1169）。如果跟上例比，数值不算很高，因此早年并没有得过肝病。肝癌的发现比较突然，但肝脏病的可能性较大则是早已"写"在出生的时空基因里了。

VII

第七章 『偏颇性』研究

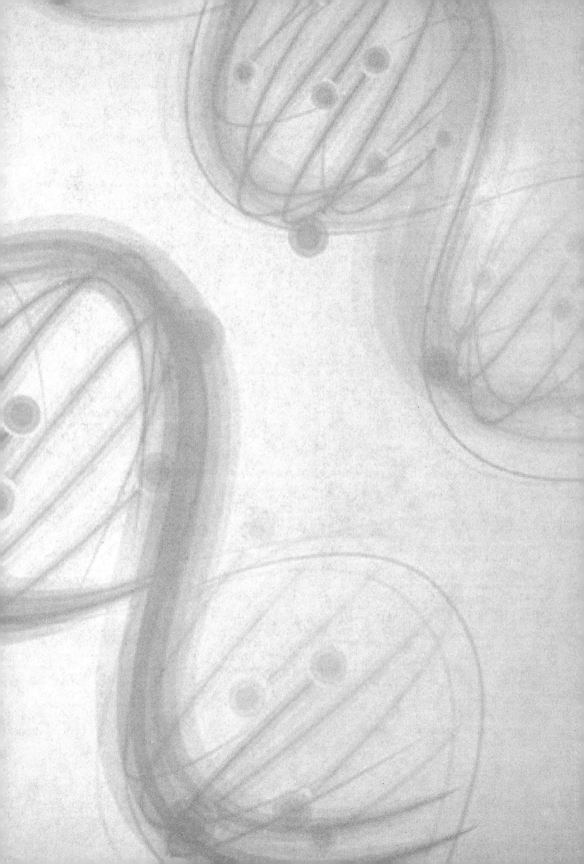

在以上章节中，通过对后天患有七类疾病人的出生时空基因的大数据考察，我们不难发现，它们之间存在着相当高的相关性。通过对这种相关性的挖掘和探讨，我们完全有可能依据个体人的出生时间来预测他（或她）潜在的疾病倾向性。这是中华古老智慧在现代的具体应用，也是今天我们踏着先哲的脚印，应用现代的科学工具，去实现古中医学"治未病"理想的具体途径之一。

一、强脏和弱脏

经过前文的考察，读者或许已经了解到，出生时空结构中"气"的阴阳五行分布的偏颇性是后天疾病发生的重要因素之一。

如何进一步量度这种偏颇性呢？

在《解读时空基因密码》中，笔者应用了"强脏"和"弱脏"的概念。实际上它们是五脏能量分布的"太过"和"不及"的具体表现。"太过"和"不及"都会打破正常的平衡状态，并因此会由生理上的不平衡而进入病理状态。笔者在此书中写道：

　　我们有了量度五脏的具体数值，至少可以通过比较算出的数值来判定，在强脏和弱脏之中，哪一个应该成为关注的重点？按照以上设定的区域（+22.3 至 -15.4 之间），哪个脏腑的数值越出了这个区域，它就是越出了"警戒线"，是需要关注的重点。弱脏，越出了下界，自然首先要关注；但强脏，若越出了上界，也成了首先要关注的重点了。（158 页）

　　在该书中，通过对案例数值的运算，笔者得到了作为强脏和弱脏的"警戒线"的上界是：+22.3；下界是：-15.4。

　　这里，我们对本书参与运算的七类疾病案例做了同样的统计，其结果如下（表 7-1）：

表 7-1　各类疾病强脏和弱脏求取均值表

	疾病	案例	强脏均值	弱脏均值	A >22.3	B <-15.4	兼有 AB
1	心脏病	112	25.83	-15.59	62	67	49
2	脑血管病	118	23.56	-15.77	58	71	46
3	肝病	147	23.53	-15.00	69	81	50
4	肺病	104	23.38	-14.98	48	59	32
5	肾病	88	22.46	-15.20	37	47	28
6	胃病	115	25.66	-15.98	68	70	50
7	糖尿病	71	25.53	-16.15	38	44	30
		755	24.28	-15.52	380	439	285

　　显然，在后天发生以上七类疾病的个体人的时空基因中，强脏和弱脏的平均值都超过了体质统计的结果：强脏均值（24.28）大于了体质研究中的强脏均值（22.29）；弱脏的均值（-15.52）则小于体质研究中的弱脏均值（-15.40）。这就是说，在后天发生上述疾病人的时空基因中的五

脏能量分布状态，比起多数体质偏颇的人来说，就更加"偏颇"了。

表 7-1 的 A、B 栏里，我们以体质研究中提出的警戒线为标准做了统计，以上 755 例中高于警戒线上界的有 380 例（占 50.3%）；低于下界的有 439 例（占 58.1%）。《中医自然体质论治》一书说："弱脏和强脏都容易发病，特别是弱脏必病。"（第 10 页）虽然我们对求取强脏和弱脏的观念和方法跟《论治》完全不同，但统计的结果表明，后天患有疾病的人的时空基因中处于弱脏情况的更占据了多数。我们知道，弱脏逢克是五脏相克关系造成后天疾病的主要线索（见第四章）。

我们还可以进一步考察疾病大类内部分型的强脏和弱脏的分布情况（表 7-2）。

表 7-2　29 种疾病分型强脏和弱脏均值表

	疾病	案例	强脏均值	弱脏均值	A >22.3	B <-15.4	兼有 AB
1	心脏病 A	33	18.54	-14.48	9	16	7
2	心脏病 B	28	36.18	-17.82	27	22	22
3	心脏病 C	28	20.22	-14.07	8	13	8
4	心脏病 D	23	30.51	-16.33	18	16	12
5	脑血管病 A	39	27.04	-17.00	27	31	23
6	脑血管病 B	29	18.31	-13.56	7	9	4
7	脑血管病 C	26	26.80	-17.84	16	19	12
8	脑血管病 D	24	20.72	-14.21	8	12	7
9	肝病 A	40	16.75	-12.85	8	12	5
10	肝病 B	39	23.91	-16.04	22	27	17
11	肝病 C	36	26.70	-15.53	23	21	14
12	肝病 D	32	27.98	-15.82	16	21	14
13	肺病 A	28	22.60	-15.77	12	19	10
14	肺病 B	28	30.31	-16.06	20	17	12

续 表

	疾病	案例	强脏均值	弱脏均值	A >22.3	B <-15.4	兼有 AB
15	肺病 C	25	18.53	−13.05	8	10	4
16	肺病 D	23	21.17	−14.78	8	13	6
17	肾病 A	30	19.95	−14.63	10	15	7
18	肾病 B	29	16.99	−14.26	6	13	5
19	肾病 C	15	29.04	−16.58	10	9	8
20	肾病 D	14	32.10	−16.88	11	10	8
21	胃病 A	39	17.77	−14.02	10	16	7
22	胃病 B	31	32.08	−16.77	24	19	16
23	胃病 C	26	27.42	−16.90	22	18	15
24	胃病 D	19	28.99	−17.47	12	17	12
25	糖尿病 A	17	18.37	−15.43	5	8	3
26	糖尿病 B	15	31.06	−16.01	11	10	9
27	糖尿病 C	14	24.33	−15.95	7	8	4
28	糖尿病 D	14	23.00	−15.33	6	8	6
29	糖尿病 E	11	33.79	−18.75	9	10	8
		755	24.87	−15.66	380	439	285

　　显而易见，强脏和弱脏在疾病小类分型中分布也并不相同。比较显著的是心脏病 B 型、脑血管病 A 型、肝病 B 型、肺病 A 型、胃病 B 型、糖尿病 B 型等。

　　下面再罗列各个分型中能量最高和最低的五行或五脏（表 7-3）：

表 7-3　疾病 29 分型中五脏最强和最弱的数值表（最弱的数值用括号表示）

编号	疾病分型	肝	心	脾	肺	肾	占百分比
1	心脏病 A	（−8.00）			13.06		29.5
2	心脏病 B			（−12.17）		36.18	25.0

续　表

编号	疾病分型	肝	心	脾	肺	肾	占百分比
3	心脏病 C	15.14		（−9.00）			25.0
4	心脏病 D		28.26			（−11.94）	20.5
5	脑血管病 A		22.21			（−13.67）	33.1
6	脑血管病 B	8.75				（−5.84）	24.6
7	脑血管病 C			（−14.30）		26.59	22.0
8	脑血管病 D	（−8.63）			18.11		20.3
9	肝病 A		13.01			（−5.18）	27.2
10	肝病 B		（−13.02）			20.90	26.5
11	肝病 C	（−9.51）			26.29		24.5
12	肝病 D		26.15			（−12.59）	21.8
13	肺病 A		（−11.28）			20.62	26.9
14	肺病 B		29.80			（−11.79）	26.9
15	肺病 C			13.86		（−6.10）	24.0
16	肺病 D		（−8.91）		12.09		22.1
17	肾病 A	（−10.22）		17.34			34.1
18	肾病 B	11.94		（−6.24）			33.0
19	肾病 C		（−13.74）			27.91	17.0
20	肾病 D		32.10			（−14.60）	15.9
21	胃病 A		（−6.19）		12.98		33.9
22	胃病 B	32.08		（−11.88）			27.0
23	胃病 C			14.24		（−11.54）	22.6
24	胃病 D		（−13.47）			28.50	16.5
25	糖尿病 A	（−11.13）		16.24			23.9
26	糖尿病 B		31.06			（−14.21）	21.1
27	糖尿病 C			（−10.17）		24.33	19.7
28	糖尿病 D			（−8.47）	22.60		19.7
29	糖尿病 E	33.79		（−13.07）			15.5

其中有些小类的五行强弱悬殊，比如心脏病 B 型、脑血管病 C

型、肝病 B 型、肺病 B 型、肾病 D 型、胃病 B 型、糖尿病 C 型等；
而有的最强和最弱的对比则没有那么悬殊，如心脏病 C 型、脑血管病
B 型、肝病 A 型、肺病 D 型、肾病 B 型、胃病 A 型等。

如果我们把上表中五脏各竖栏里超过警戒线上界 22.29 的强脏拣出
来，置于下表（表 7-4）：

表 7-4　强脏分布与疾病

肝	心	脾	肺	肾
胃病 B	心脏病 D		肝病 C	心脏病 B
糖尿病 E	肝病 D		糖尿病 D	脑血管病 C
	肺病 B			肾病 C
	肾病 D			胃病 C
	糖尿病 B			糖尿病 C

除了糖尿病之外，肝脏栏里只有胃病 B 型，它正是强木（32.08）
所克的脏系（木克土）；肺脏栏里只有肝病 C 型，它正是强金（26.29）
所克的脏系（金克木）。前文曾谈到，在五脏升降运动中，肝和肺是两
个主要的对立关系之一。当它们处于十分气盛时，它们所克的脏系自
然易于遭殃。

同样，前文也谈到心与肾这一对关系是阴与阳、火与水、精与神
之间平衡人体阴阳升降的根本，它们之间的对立往往会带来比较严重
的后果。表中显示，除糖尿病外，它们各自都有四个强脏（数值大于
警戒线上界），数量远多于肝与肺，它们的过于气盛，影响到四种潜在
的疾病。因此，心与肾的数值关系在观察后天疾病方面，往往有主导
作用，实在不可小觑。

二、癌症病案的比较分析

通过以上各类疾病强脏和弱脏的讨论，我们了解到时空基因五行或五脏分布的偏颇性是构成后天疾病的重要因素。为了进一步研究时空基因内部阴阳分布的偏颇性，我们对收集到的三种癌症资料做了类似前面七大类疾病的模糊聚类分析。

以下是收集到的肝癌、肺癌和胃癌的案例资料，共 238 例：

肝癌，97 例；肺癌，77 例；胃癌，64 例。

我们对这些癌症案例分别做了模糊聚类算法运算。经过四分程序，再根据隶属度筛选，留下隶属度大于 0.5 的案例作为分析的资料集，得到了以下三类癌症 12 个分型，列表如下（表 7-5）：

表 7-5　癌症小类分型

	疾病	编号	小类	案例	占百分比
1	肝癌 79 例	1	肝癌 A	22	27.8
		2	肝癌 B	21	26.6
		3	肝癌 C	18	22.8
		4	肝癌 D	18	22.8
2	肺癌 57 例	5	肺癌 A	22	38.6
		6	肺癌 B	16	28.1
		7	肺癌 C	12	21.1
		8	肺癌 D	7	12.3

续　表

	疾病	编号	小类	案例	占百分比
3	胃癌 50 例	9	胃癌 A	14	28.0
		10	胃癌 B	13	26.0
		11	胃癌 C	12	24.0
		12	胃癌 D	11	22.0

接下来求取各分型的案例均值作为这个小类的基本式。其结果列表如下（表 7-6）：

表 7-6　肝癌、肺癌、胃癌小类分型基本式

癌症	x1 肝阳	x2 肝阴	x3 心阳	x4 心阴	x5 胃	x6 脾	x7 肺阳	x8 肺阴	x9 肾阳	x10 肾阴	x11 燥湿度
1　肝癌 A	1.57	-2.02	-6.18	-1.88	-4.28	-3.58	-0.34	-3.54	13.88	6.37	-12.91
2　肝癌 B	0.09	0.17	-2.41	-3.85	15.39	-1.70	0.75	-5.58	-1.73	-1.14	4.09
3　肝癌 C	-4.13	-1.98	-4.72	-2.82	-7.45	-1.61	2.70	22.81	-4.84	2.04	-9.75
4　肝癌 D	-1.37	-3.70	14.00	9.52	1.36	-0.86	-3.28	-5.49	-4.72	-5.48	19.78
5　肺癌 A	-3.75	-2.99	9.33	9.07	1.83	1.13	-3.10	-4.49	-5.24	-1.80	11.55
6　肺癌 B	0.74	0.62	-6.93	-7.26	-2.41	-1.93	1.04	-4.64	8.28	12.48	-18.70
7　肺癌 C	-4.50	-1.10	-5.63	-3.00	-2.98	-4.24	6.22	18.21	-5.85	2.85	-9.68
8　肺癌 D	16.11	12.72	0.78	-3.45	-7.76	-1.63	-6.70	-3.16	-5.02	-1.91	4.30
9　胃癌 A	27.27	4.94	-0.94	-6.53	-2.71	-6.62	-4.09	-4.78	-4.65	-1.90	7.74
10　胃癌 B	0.23	-1.99	-5.76	-6.03	-1.56	-3.05	2.06	-4.81	10.57	10.32	-13.98
11　胃癌 C	-2.66	1.50	11.14	5.04	6.22	-2.07	-2.71	-5.09	-6.99	-4.39	15.58
12　胃癌 D	-7.78	-6.46	-5.66	-2.45	0.89	12.32	0.64	13.17	-3.99	-0.69	-7.03

当然，我们也可以观察得到它们各自五行或五脏能量的分布状况（表 7-7）：

表 7-7 肝癌、肺癌、胃癌小类五脏能量分布

	疾病	肝	心	脾	肺	肾
1	肝癌 A	−0.45	−8.06	−7.86	−3.88	20.25
2	肝癌 B	0.27	−6.26	13.69	−4.83	−2.87
3	肝癌 C	−6.12	−7.54	−9.06	25.51	−2.80
4	肝癌 D	−5.07	23.52	0.50	−8.77	−10.20
5	肺癌 A	−6.73	18.40	2.96	−7.60	−7.04
6	肺癌 B	1.36	−14.18	−4.34	−3.61	20.76
7	肺癌 C	−5.60	−8.63	−7.22	24.44	−2.99
8	肺癌 D	28.82	−2.66	−9.39	−9.86	−6.92
9	胃癌 A	32.21	−7.47	−9.33	−8.87	−6.55
10	胃癌 B	−1.76	−11.79	−4.61	−2.75	20.89
11	胃癌 C	−1.16	16.18	4.15	−7.80	−11.38
12	胃癌 D	−14.23	−8.11	13.20	13.81	−4.68

这里，我们对这三种癌症的基本式和它们的五行分布就不做进一步的讨论了，只是想将它们阴阳分布的特征跟前面对应的肝病、肺病、胃病案例做一个比较，显现阴阳偏颇性同样是形成后天疾病重要的先天条件。

在第四章中，我们引进了 3 个重要变项，其中差异度（x12）主要用来凸显数组结构中五行或五脏内部的阴阳差别。以下是肝癌、肺癌和胃癌基本式数组的差异度跟对它们相应的肝病、肺病和胃病的差异度在数值上的比较（表 7-8）：

表 7-8 癌症与非癌症病的差异度对比

		差异度		差异度
1	肝癌 A	44.11	肝病 A	51.01
2	肝癌 B	50.44	肝病 B	41.13

		差异度		差异度
3	肝癌 C	54.84	肝病 C	48.96
4	肝癌 D	43.26	肝病 D	42.54
共计		192.65		183.64
5	肺癌 A	40.39	肺病 A	8.98
6	肺癌 B	42.47	肺病 B	21.57
7	肺癌 C	49.70	肺病 C	26.98
8	肺癌 D	40.92	肺病 D	37.06
共计		173.48		94.59
9	胃癌 A	51.15	胃病 A	15.29
10	胃癌 B	51.00	胃病 B	7.96
11	胃癌 C	47.02	胃病 C	32.39
12	胃癌 D	46.75	胃病 D	12.30
共计		195.92		67.94

　　表中分别罗列了肝、肺、胃的癌症与非癌症病的基因数组的差异度。"共计"栏罗列的差异度是这病类的 4 个分型数值之和。从对应数值的比较来看，癌症病类在差异度方面数值基本上都远大于非癌症病类，可见五行内部的阴阳差异也是一个十分重要的显性指标。

　　其实，前文（第六章）中案例 10——肝癌患者，他的先天五脏阴阳分布图也已经比较充分地彰显了这种信息。图示见第六章图 6-9。

　　再做进一步运算，求取这个时空数组的差异度。其结果：差异度是 71.71。这个数值确实相当高，远远超过了均值。从图中可以观察到，心、脾胃、肺等脏腑阳与阴之间相互对立（阳盛阴衰）十分明确，它佐证了癌症患者先天时空因素的这种特点。

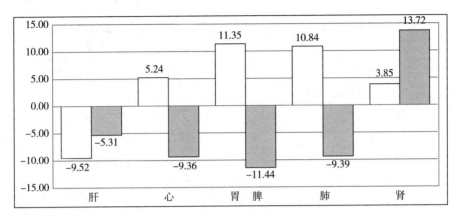

图 6-9 案例 10：五脏阴阳分布图

总之，时空基因数组中所反映出来的五脏能量的五行分布的偏颇性、五脏内部阴、阳之间对立的偏颇性，都是构成后天疾病的重要因素，值得我们进一步挖掘和予以验证。

VIII

第八章　个性化的保健策略

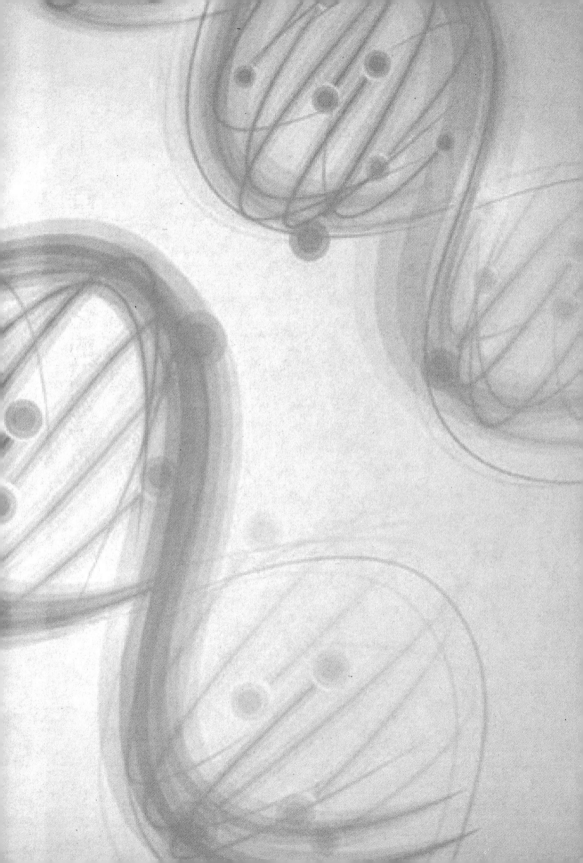

诚如《解读时空基因密码》所指出的，带有出生时天地之气状态印记的时空基因的解读是一种"静态"的研究，是了解个体人在先天禀赋方面所具有的潜在的健康和疾病信息。现在，在对时空基因做出潜在疾病因子分析后，我们重返外部环境的五运六气，也就是进入"动态"的层面，因时制宜，与时俱进，为养生防病寻找合乎个人先天条件的保健策略。这是一个从学术分析到具体应用的过程，也是真正去实现古中医学"治未病"理想的一种现代实践。

一、返归五运六气

在第一章里，我们谈到过运气学说。中医大家任应秋（1914—1984）说："运气学说，是中医学在古代探讨气象运动规律的一门科学。""它是在当时历法、天文、气象、物候等科学的基础上发展起来的。五运，是探索一年五个季节变化的运行规律；六气，是从我国的气候区别、气候特征来研究气旋活动的规律。"（《运气学说六讲》）运气学说是中医经典《黄帝内经》七篇"大论"的主要内容，为我们完整地刻画了天地大环境四时变迁的运行规律。

这里根据时贤有关著作，先简述一下运气学说在现代医学中的应用。

首先是岁运（主运）与临床。《素问·五运行大论》总结道："气有余，则制己所胜，而侮所不胜；其不及，己所不胜侮而乘之，己所胜轻而侮之。"这里对岁运与发病规律给出了总纲。

一类是岁运不及（即年干为阴）。不及，就是五行之气衰少。因此会导致胜气妄行；当然，有胜必有复，先胜后复，出现制止胜气的复气。比如木运不及，则燥金之气大行，但处于不及的木运之子火气，会复母仇而产生火热气候（称为复气）。下面是五运不及之年的发病规律表（表 8-1，摘自张景明、陈震霖:《天人合一的时空观：中医运气学说解读》第 109 页）：

表 8-1　五运不及之年的发病规律表

岁运不及	胜气	复气	易伤之脏	常见病症
木运不及	燥气大行	炎暑流行	肝、肺、心	中清、胁痛、少腹痛、肠鸣、溏泄、寒热、疮疡、疹、痈、痤、咳、衄
火运不及	寒气大行	大雨且至	心、肾、脾	胸中痛、胁支满、膺背肩胛间两臂痛、昏蒙、心痛、暴喑、腹大、鹜溏、腹满、饮食不下、寒中肠鸣、泄注腹痛
土运不及	风气大行	收政严峻	脾、肝、肺	飧泻霍乱、体重腹痛、肌肉瞤酸、善怒、胸胁暴痛、下引少腹、善太息、食少失味
金运不及	炎火大行	寒雨暴至	肺、心、肾	肩背瞀重、鼽嚏血便、注下、阴厥且格阳反上行、头脑户痛、延及囟顶、发热、口疮、甚则心痛
水运不及	湿气大行	大风暴发	肾、脾、肝	腹满、身重、濡泄、寒疡流水、腰腹痛、烦冤、足痿清厥、脚下痛、腹满浮肿、䯏骨并辟、肉瞤瘛、目视䀮䀮、肌肉瘆发、气并膈中、痛于心腹

另一类是岁运太过（即年干为阳）。这是本运之气偏盛，本气流行。比如壬年，"岁木太过，风气流行"。它会引起与之相通应的脏发病，如木运太过，肝病居多。同时，与之相应的所胜之脏会因受制而病，如"岁木太过，风气流行，脾土受邪"。(《素问·气交变大论》)下面是五运太过之年的发病规律表（表8-2，摘自《天人合一的时空观：中医运气学说解读》第110页）：

表8-2　五运太过之年的发病规律表

岁运太过	气候特点	所伤内脏	常见病症
木运太过	风气流行	肝、脾	飧泄、食减、体重、烦冤、善怒、眩冒巅疾、胁痛、吐甚
火运太过	炎暑流行	心、肺	疟疾、少气、咳喘、血溢血泄、注下、嗌燥、耳聋、中热、肩背热、胸中痛、胁支满、膺背肩胛间痛、两臂内痛、身热、骨痛、浸淫、谵妄、狂越
土运太过	雨湿流行	脾、肾	腹痛、清厥、意不乐、体重、烦冤、肌肉痿、行善瘈、脚下痛、饮发中满、四肢不举、腹满、溏泄、肠鸣
金运太过	燥气流行	肺、肝	两胁下少腹痛、目赤痛、眦疡、耳无所闻、体重、烦闷、胸痛引背、两胁满且痛引少腹、咳喘逆气、肩背痛、尻阴股、膝、髀、腨胻足皆病、暴痛、胁不可以反侧、咳逆甚而血溢
水运太过	寒气流行	肾、心	身热、烦心、躁悸、谵妄、心痛、腹大、胫肿、喘咳、寝汗出、憎风、腹泄、肠鸣食不化、渴而妄冒

在治疗上，由于岁运不及之年发病多累及三脏，对该类年份发生病症的治疗当遵守"抑强扶弱"的原则，扶助受制不足之脏，同时要伐抑偏盛过亢之邪，但以"扶弱"为主。对于岁运太过之年，其所病之脏主要涉及两脏，常见症状也以两脏系统的常见病症为主，临床治

疗用药方面，在平抑消伐偏胜之脏的同时，要扶持助益不足之脏。

其次是六气理论的临床应用。

六气，即风、热、暑（火）、湿、燥、寒六种气候变化。主、客之气分六步。主气是每年各个季节气候的正常变化情况。客气是随年份变化而不断迁移的气候，虽有六步，但对气候影响较大者，莫过于司天和在泉之气，与疾病的发生和治疗关系较为密切。比如，有人对1961年杭州市流行病做了相关分析：该年为辛丑年，太阴湿土司天，太阳寒水在泉，民病多见腹满、身重、濡泄、寒疡流水跗肿等病症。这正与杭州市当年多发水肿、体倦、脘腹胀痞等脾肾阳虚病证相吻合。（本节以下与运气有关的病例情况没有特别注明者皆取自《天人合一的时空观：中医运气学说解读》一书。）

依据中华先哲天、地、人合一的智慧，人生活在自然界中，与自然界构成一个有机的整体。运气变化所形成的季节更替、气候变迁，对人体的内脏系统会产生一定的影响。以下摘取近几十年来时贤对运气变化与内脏系统疾病关系的若干研究成果：

（1）心脏病：有人对1995年（乙亥）和1996年（丙子）以随机抽样各取100例心脏病病例进行对比分析，发现乙亥组发病症情轻，治疗周期短，无1例死亡；而丙子组100例中发病急，病情重，治疗周期长，且有4例死亡。这说明水运太过之年（丙子）"寒气流行，邪害心火"的古训仍有现实指导意义。

（2）脑卒中（脑出血与脑梗死）：有人对1978年（戊午）至1980年（辛酉）六气24步总计635例脑猝死发病情况做了研究，发现每年有两步发病率较高。特点为：A.均与燥金之气偏盛有关；B.与太乙天符之年的最盛之气有关；C. 与火气偏盛有关，占全年发病率的 24.8%；D. 与寒气（寒水）太盛亦有关。

（3）五脏病死率与运气变化有关

A. 肝病死亡率与岁运有关：肝系疾病（肝炎、肝癌、胆囊炎、胆石症、脑血管意外、破伤风、乙脑、流脑）314 例，以 1967 年（丁未）死亡率最高，占 57.1%；其次为 1974 年（甲寅），占 37.8%。因为丁未年是木运不及之年，甲寅年是土运太过之年，木运不及是木气衰，土运太过则反侮木气，故不利于肝系病。

B. 五脏病死亡率与主运有关：发现肺脏病死多在主运的初运（木运），此乃木胜侮金之故。脾病死亡率峰值在主运的四运（金运），为金气旺，子盗母气。心脏病死亡峰值在终运（水运），这是水盛乘火。

C. 五脏病死亡率与客运有关：发现 1985 年（戊戌），该年客运之终运为木，木胜侮金，故该年 13 例肺病死亡之中有 12 例死于该运。1970 年（庚戌），客运之三运为木运，木旺乘土，该年脾病死亡的 12 例中有 8 例死于该运。1973 年（癸丑），初运为火运，火气盛而灼金，该年肺病死亡的 23 例中有 10 例死于该运。

D. 五脏病死亡率与主气有关：程氏等将 1137 例死亡日期按一年的主气六步进行统计〔见程国俊、聂宗兰、周素君等《1137 例死亡病人与子午流注、五运六气学说关系的调查报告》，上海针灸杂志，1984 年（4）〕，发现肝脏病死亡率的峰值在四之气（太阴湿土司令，土侮木）；心脏病死亡率的峰值在终之气（太阳寒水司令，水乘火）；脾脏病死亡率的峰值在四、五之气（太阴湿土，阳明燥金司令）；肺脏病死亡率的峰值在初之气（厥阴风木当令，木侮金）。

　　综上简述，可以看到古中医运气学说在现代医学中依旧大有用武之地。

二、时空基因与运气学说相结合

　　我们秉承中华先哲的智慧，提出了"时空基因"的概念，并在本书中深入探讨了它作为个体先天禀赋所存在的潜在的疾病倾向信息。现在，把时空基因作为内因，运气学说作为与时变迁的环境，进一步把两者结合起来，讨论它们的相互作用，将先天条件和后天环境相结合，去探索和开拓东方生命科学独有的个性化养生防病策略。

　　前文曾举过一个案例——案例1（男，1946年10月20日午时出生），这里再现他的时空基因表述和五脏分布图（表8-3，图8-1）：

表8-3　案例1：时空基因

x1	x2	x3	x4	x5	x6	x7	x8	x9	x10	x11
肝阳	肝阴	心阳	心阴	胃	脾	肺阳	肺阴	肾阳	肾阴	燥湿度
-7.85	-5.46	12.85	24.51	16.44	-7.75	-9.19	-4.68	-9.52	-9.36	37.60

　　其先天时空基因显示：心火数值甚高，次为脾土，肺、肾、肝皆弱，阴虚，燥热异常（燥湿度+37.60）。因此，据 Logistic 回归预测结果（见第六章），排在前三位的先天潜在的疾病因子是（表8-4）：

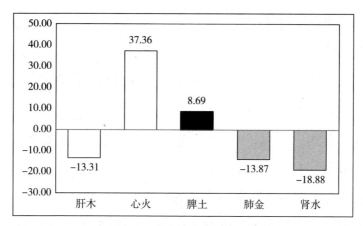

图 8-1　案例 1 五脏分布图

表 8-4　前三位先天潜在疾病因子

排序	小类最大值 P	疾病分型
1	0.4887	脑血管病 A
2	0.3397	肾病 D
3	0.2420	糖尿病 B

脑血管病高居首位（0.4887），糖尿病居第三位（0.2420）。这是他潜在的发生疾病的先天条件。事实上，他长年患有高血压脑血管病和糖尿病。

那么，为什么今年夏天六月底的时候他会发生脑中风呢？

让我们来观察一下今年（2018 年）夏天外部天地大环境的运气状况。发病时在"戊戌年三之气"（5 月 21 日至 7 月 22 日）时段。其时相框架是（图 8-2，关于时相框架的数字表述，请见

司天：太阳寒水	39
客气：太阳寒水	39
主运：火之太过	115∧
主气：少阳相火	17
在泉：太阴湿土	126

图 8-2　戊戌年三之气的时相框架

《解读时空基因密码》第 23 页）：

首先，戊戌年主运是火之太过。司天为太阳寒水，在泉在太阴湿土。气候特点是火气偏盛，与寒湿相合，易患热郁结在里的病症。（见《中医自然体质论治》第 77 页）

其次，戊戌三之气，呈热、湿、寒之禀气。如在此时段出生者，易患心脑血管、呼吸、消化、生殖、泌尿系统、腰腿、皮肤等疾患，甚至危及生命或需手术治疗。（《李阳波时相养生手册》第 235 页）

由于主气为少阳相火，客气为太阳寒水，所以，火气与寒湿相合，易患热郁病症。夏行冬令，气候偏凉，易患外寒内热，痈疽，下利以及心中烦热、神志昏蒙、闭塞等表寒里热证。（《中医自然体质论治》第 88 页）

从以上时相框架的五个指标来看，二火二水；但出生于夏季，中性偏热。（《中医运气与健康预测》第 102 页）

这是取自中医运气诸书对戊戌三之气的描述。

显然，对于案例 1，这个先天禀赋心火偏盛、阴虚、燥热，且具有潜在脑血管病、肾病和糖尿病等先天条件，而后天已经是高血压、脑血管病和糖尿病患者，在戊戌三之气时段——外界自然运气火气偏盛、偏热的状态下，自然就容易发病。事实上，也确实发生了中风症。幸好抢救及时，没有造成完全偏瘫的严重后果。

写到这里，使我想起了我的一位学生——案例 11：男性，出生于 1965 年 10 月 28 日寅时，四柱结构是：乙巳（年）、丙戌（月）、乙卯（日）、戊寅（时）。其时空基因数组以及五脏能量分布图、五脏阴阳分布图、气机图分别如下（表 8-5，图 8-3、8-4、8-5）：

表 8-5　案例 11：时空基因

x1	x2	x3	x4	x5	x6	x7	x8	x9	x10	x11
肝阳	肝阴	心阳	心阴	胃	脾	肺阳	肺阴	肾阳	肾阴	燥湿度
-0.27	13.74	17.44	1.79	8.42	-10.44	-5.20	-6.60	-9.52	-9.36	26.80

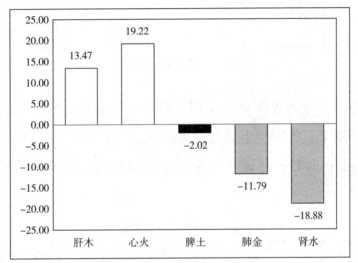

图 8-3　案例 11：五脏能量分布图

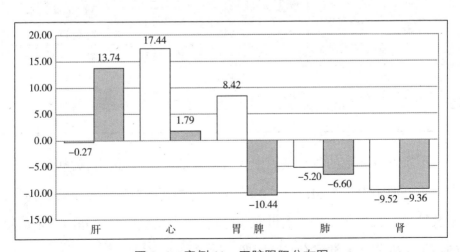

图 8-4　案例 11：五脏阴阳分布图

左升 32.70	中　气		右降 −30.68	
心 19.23			肺 −11.80	上焦 7.43
	脾 −10.44	胃 8.42		中焦 −2.02
肝 13.47			肾 −18.88	下焦 −5.41

图 8-5　案例 11：气机图

图中显示：木火旺而金水枯，即肝心气盛而肺肾气衰，左升气亢而右降难下，气浮于上显而易见，也是阴虚燥热的先天体质条件。再用 Logistic 回归程序输入这个时空基因数组，预测的结果是（表8-6）：

表 8-6　案例 11：预测结果

排序	小类最大值 P	疾病分型
1	0.288	脑血管病 A
2	0.144	心脏病 D
3	0.143	肝病 D
4	0.141	肾病 D
5	0.130	胃病 C
6	0.036	肺病 C
7	0.022	糖尿病 B

不难发现，他的时空基因中有着潜在的心脏病和脑血管病的因子。事实是：他于去年（2017 年）6 月 26 日傍晚在家中突然发生心脏猝死，不及抢救，就匆匆而去。去世时 52 岁，留下伤心的妻子和两个未成年的孩子，生前并未觉察有心脏问题。

我们再看他发病时的外部运气环境，是丁酉年三之气（5 月 21 日至 7 月 21 日）。时相框架是（图 8-6）：

丁酉年主运是木之不及，司天为阳明燥金，在泉为少阴君火。气候特点是风不足，燥偏盛，热来复，易病及肝、肺、脾。

司天：阳明燥金	28
客气：阳明燥金	28
主运：木之不及	410 V
主气：少阳相火	17
在泉：少阴君火	115

图 8-6 丁酉年三之气的时相框架

其次，丁酉三之气，呈风、燥、热之禀气。如在此时段出生者，易患心脑血管、消化、生殖系统、腿等疾患。主气少阳相火，客气阳明燥金，主克客，为不相得中之逆，但上半年为阳明燥金司天，客气金盛可以与主气少阳相火抗衡。时相框架中五个指标，二火双金，偏热、偏阴虚，且有燥热的特点。

在这样时相框架的气候条件下，原本阴虚燥热的先天条件因后天外部环境而变得更加燥热不堪了，于是就引发了以上心脏猝死的悲剧。这里我们可以观察到，个体内因（先天禀赋）与外因（外部环境）的相互作用所产生的疾病后果。

显然，如果能根据时空基因测算，早日了解个体潜在的疾病倾向，做适当的保健预防，这样的悲剧或许是可以避免的。这正是我们研究的现实意义所在。

三、2019年（己亥）运气简述

下面，我们简述一下 2019 年的运气状况：

根据五运六气规律，2019 年（己亥年）自 1 月 20 日（大寒）起，进入了己亥年的运气时段。己为土之不及，所以主运为"土运不及"。土不及，则克土之木气盛行，也就是《素问·气交变大论》所谓"岁土不及，风乃大行"。因此，全年风木之气偏盛。亥年为厥阴风木司天，故上半年风气更盛；下半年少阳相火在泉，火气主事。运气结合，可知风气和火气是全年气象的主要特征。故己亥年是"湿不足，风偏盛，燥来复，易病及脾、肝、肾"。

进一步分析 2019 年年内的"六气"状况：

初之气（1 月 20 日至 3 月 21 日），它的时相框架是（图 8-7）：

《李阳波时相养身手册》云："呈湿、风、热、燥之禀气。"

《实用运气学说》云："主气厥阴风木，客气阳明燥金，金克木，客克主，为不相得中之顺，但上半年为厥阴风木司天，此木可助主气木，主气木盛便可与客气金抗衡，则由不相得而转为相得，主气候正常。"

司天：厥阴风木	410
客气：阳明燥金	28
主运：土之不及	126V
主气：厥阴风木	410
在泉：少阳相火	17

图 8-7　己亥年初之气时相框架

《中医自然体质论治》云："春行秋

令，气候偏凉，易感寒邪而发生右下肢寒症。"

《中医运气与健康预测》云："一火双木；偏热，偏阴虚，且有风性特点。"

二之气（3 月 21 日至 5 月 21 日），它的时相框架是（图 8-8）：

《李阳波时相养身手册》云："呈湿、风、热、寒之禀气。"

《实用运气学说》云："主气少阴君火，客气太阳寒水，水克火，客克主，为不相得中之顺。因本年中运的阴土可致风木之气偏盛，且因上半年为厥阴风木司天，木盛能生火，此火可助主气火，主气火盛便可与客气水抗衡，则由不相得而转为相得，主气候正常。"

《中医自然体质论治》云："春夏之交行冬令，气候应热反寒，易患表热里热或热郁于里的里热病症。"

《中医运气与健康预测》云："二火一水；偏热，偏阴虚。"

三之气（5 月 21 日至 7 月 23 日），它的时相框架是（图 8-9）：

《李阳波时相养身手册》云："呈湿、风、热之禀气。"

《实用运气学说》云："主气少阳相火，客气厥阴风木，木生火，客生主，为相得中之顺，主气候正常。"

司天：厥阴风木	410
客气：太阳寒水	39
主运：土之不及	126V
主气：少阴君火	115
在泉：少阳相火	17

图 8-8　己亥年二之气时相框架

司天：厥阴风木	410
客气：厥阴风木	410
主运：土之不及	126V
主气：少阳相火	17
在泉：少阳相火	17

图 8-9　己亥年三之气时相框架

《中医自然体质论治》云："夏行春令，风气偏盛，易患流泪、耳鸣、肢体抽搐、眩晕等肝气偏盛的病症。"

《中医运气与健康预测》云："二火双木；偏热，偏阴虚，且有风性特点。"

四之气（7月23日至9月23日），它的时相框架是（图8-10）：

《李阳波时相养身手册》云："呈湿、风、热之禀气。"

《实用运气学说》云："主气太阴湿土，客气少阴君火，火生土，客生主，为相得中之顺，主气候正常。"

司天：厥阴风木	410
客气：少阴君火	115
主运：土之不及	126V
主气：太阴湿土	126
在泉：少阳相火	17

图8-10　己亥年四之气时相框架

《中医自然体质论治》云："长夏行夏令，气候湿热交蒸，易患黄疸或浮肿等病症。"

《中医运气与健康预测》云："二火双土；偏热，偏阴虚，且有湿性特点。"

五之气（9月23日至11月22日），它的时相框架是（图8-11）：

《李阳波时相养身手册》云："呈湿、风、热、寒之禀气。"

《实用运气学说》云："主气阳明燥金，客气太阴湿土，土生金，客生主，为相得中之顺，主气候正常。"

司天：厥阴风木	410
客气：太阴湿土	126
主运：土之不及	126V
主气：阳明燥金	28
在泉：少阳相火	17

图8-11　己亥年五之气时相框架

《中医自然体质论治》云："秋行长夏令，燥凉之气与湿热之气交替出现，人们相对比较平稳。"

《中医运气与健康预测》云："一火双土；偏热，偏阴虚，且有湿性特点。"

终之气（11月22日至2020年1月20日），它的时相框架是（图8-12）：

《李阳波时相养身手册》云："呈湿、风、热、燥之禀气。"

《实用运气学说》云："主气太阳寒水，客气少阳相火，水克火，主克客，为不相得中之逆，但下半年在泉之气为

司天：厥阴风木	410
客气：少阳相火	17
主运：土之不及	126V
主气：太阳寒水	39
在泉：少阳相火	17

图8-12 己亥年终之气时相框架

少阳相火，此火可助客气火，客气火盛便可与主气水抗衡，则由不相得而转为相得，由逆而转顺，主气候正常。"

《中医自然体质论治》云："冬行暑令，气候应寒反热，易患瘟疫而引起流行。"

《中医运气与健康预测》云："二火一水；偏热，偏阴虚。"

四、因时制宜的个性化保健策略

从以上对2019年度的运气概述来看，就五脏而言，主运土之不及，故脾是弱脏，肝、肾是强脏，心、肺是平气。从全年的关注点来说，先天禀赋上处于弱脏的脾土，或处于强脏的肝木、肾水，都应该

特别关注，是保健、调理的重点。

脾为弱脏是脾之不及，人体之脾胃之气不足，容易运化失常，故病"飧泄，霍乱、体重、腹痛""食少失味"之疾。宋代名医陈无择（1131—1189）《三因极一病证方论》中有针对此年运的方剂白术厚朴汤，专治脾虚风冷所伤。（白术厚朴汤：白术、炙甘草、大枣、桂心、干姜、厚朴、半夏、生姜、藿香、青皮）

由于"岁土不及，风乃大行"，即所谓"己所不胜，侮而乘之"。木为土之所不胜，故湿土不及，风木乘之，有风气流行。风胜则动，物体有"飘扬而甚"。风性轻扬，主动，人体感之，则有"筋骨繇复，肌肉䐜酸"之症。故先天肝为强脏者，也要引起注意。而且上半年司天为厥阴风木，风淫所胜，且强木克土，"民病胃脘当心而痛，上支两胁，目转耳鸣，膈咽不通，饮食不下，舌木强，冷泄腹胀，溏泄瘕水闭，体重，肌肉痿，食则呕，食减口爽"等病证。故平以辛热，佐以苦甘，以甘缓之，以酸泄之。尤其是在初之气、三之气时段，时相框架中都有双木，有风性特点。如感受风寒或风热之邪，则宜祛风解表。

至于下半年少阳相火在泉，火淫所胜，"民病注泄赤白，少腹痛，尿赤，甚则便血，火邪伤肺"，治以咸冷，佐以苦辛，以酸收之，以苦泄之。所以2019年该是上半年多风，下半年气温偏高，到了夏秋之际，风木渐衰，少阳相火转盛，火生土，于是湿热相争，容易有湿热黄疸病出现。

总体而言，2019年气候特征是风气和火气较盛，凡阴虚阳亢之人容易发病。

如果我们再将前述案例1（男，1946年10月20日午时出生）——

高血压、脑血管病、糖尿病患者来予以考察。2019 年对他的健康来说，显然不是很适宜的年份，因为阴虚火旺是他的先天条件，再遇上风、火之气强盛的年头，自然需要格外注意保健。

他在 2018 年 6 月底曾发生过小中风，当时处于戊戌年三之气，时相框架中（图 8-2）是二火二水，在旺火与水湿交织之中，引发了脑中风之症。那么，观察 2019 年（己亥年）六气的各个状况，尤其是三之气（即 5 月 21 日至 7 月 23 日），二火双木，恰是风、火俱盛的时段，要特别予以重视。饮食宜清淡，勿食辛辣刺激动火食物；可服生地茶、玄参茶、麦冬茶，或饮三根汤、三豆汤之类以清热益阴；多食西瓜、梨、甘蔗之类水果以清热生津。

显然，以时空基因为内因，以运气变迁为主要的外部环境因素，在对先天潜在疾病倾向做出细致分析的基础上，根据外部环境不同时段的运气状况，制定适合于个体先天条件的养生防病措施，是十分必要且行之有效的。这就是我们期待的一个全新的、个性化的、动态的保健策略。

为了帮助读者了解自己先天潜在的疾病倾向，定制个性化的养生保健策略以及具体措施和方法，我们将努力完善本书的先天疾病预测程序，并将它放在"时空基因健康评估"微信公众号平台上，为有需要的读者服务。（《解读时空基因密码》出版以来，这个平台每隔 60 天更换一次根据不同体质的、与时俱进的养生策略）

《黄帝内经》提到医学的最高境界是"圣人不治已病治未病"（《素问·四气调神大论》）。隋唐医学家孙思邈说："上医医未病之病，中医医欲起之病，下医医已病之病。"(《千金方·卷二十七》)这里，将医学研究的对象分为"未病""欲病"和"已病"三种状态，将医学的功能分为上、中、下三个层次，也就是"上医"是为维护健康、防病于先的养生医学，"中医"是早期干预、防微杜渐的预防医学，"下医"为针对疾病的治疗医学，而"欲求最上之道，莫妙于治其未病"(《证治心传·证治总纲》)。显然，"治未病"是传统中医的医学观和健康观，是伟大的医学思想和崇高目标。

期待我们的研究能为这个崇高目标在现代的社会实践中贡献力量！

附录 中医『第五诊』（秦敏禾）

——时空基因分析在外治临床上的应用

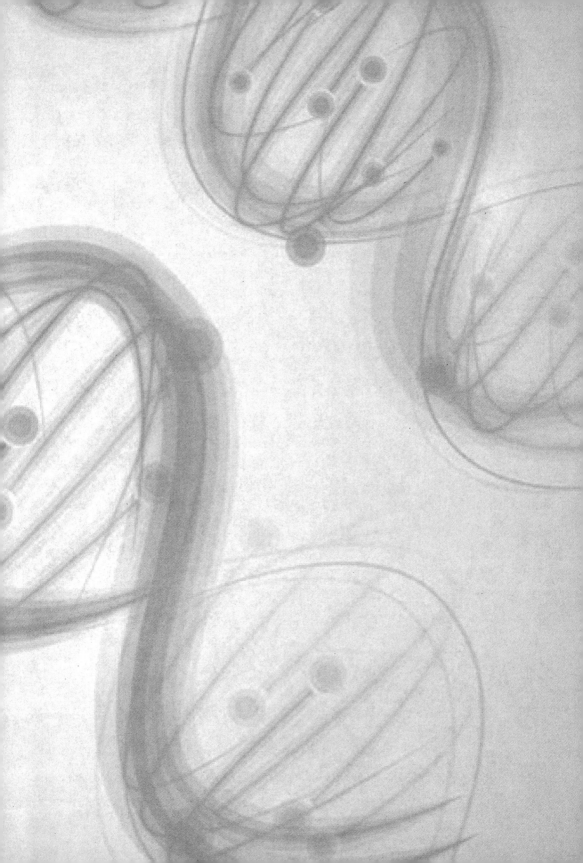

　　近几年在草堂，常常有未见来人，仅凭出生时间就言中其身体健康表现的案例。这时往往给人以不可思议之感。其实，这都要归功于陆致极先生首创的"时空基因"分析。在临证运用时，发现很多临床表现，特别是体质方面的问题，在出生的时空结构中存在着明显的特征。时空基因分析源于传统中医"天人合一"观念，陆老师借助于现代统计学方法和计算机程序，在大数据的基础上，将中华先哲的智慧发展为一种新的中医先天体质和疾病的探究方法。该方法现已成为"上末草堂"健康管理的一个重要辅助手段。中医临床诊断有四诊（望、闻、问、切），时空基因信息解读可以称之为"第五诊"，而且可置于四诊之先。在可能的情况下，先问来客出生时间，求取"时空基因"数组表述，加以分析，了解先天禀赋信息，为当前的临床诊断提供有益的参考。

　　下面略举数案，说明该法在草堂外治调理中的临证应用。

案例 1

　　王某，男，出生时间：1989 年 8 月 24 日 9：20。时空结构：己巳（年），壬申（月），丙辰（日），癸巳（时）。

　　由陆致极先生制作的时空基因分析程序，得到以下五脏能量分布图（简称"五脏图"，附图 1）、五脏阴阳能量分布图（简称"五脏阴阳分布图"，附图2），以及五脏气机图（简称"气机图"，附图3）：

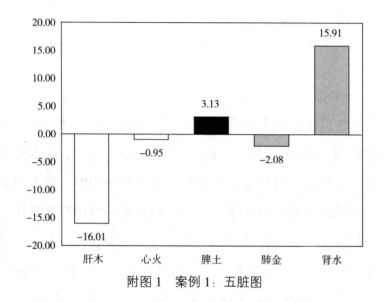

附图1　案例1：五脏图

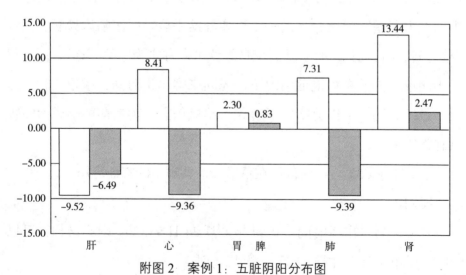

附图2　案例1：五脏阴阳分布图

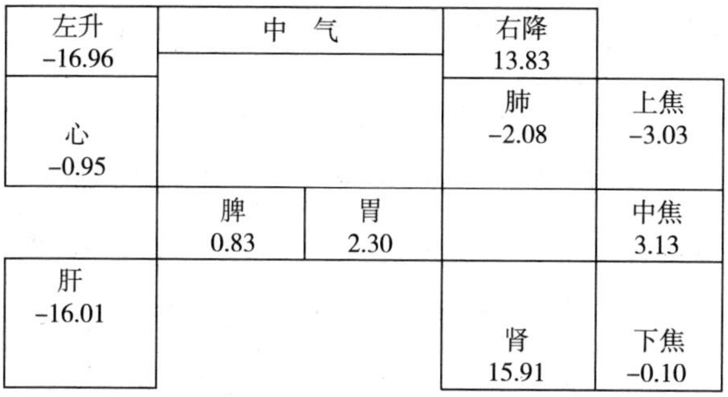

左升 -16.96	中　气		右降 13.83	
心 -0.95			肺 -2.08	上焦 -3.03
	脾 0.83	胃 2.30		中焦 3.13
肝 -16.01			肾 15.91	下焦 -0.10

附图 3　案例 1：气机图

先天分析：上图显示，该男子是木弱水旺的先天状态。木代表脏腑肝胆，水代表肾和膀胱。可判断肝胆能量不足，有肝气郁结、情志不舒倾向；而水多必寒，则有肢寒体冷、喜热恶寒倾向。根据五行生克关系分析，弱土受强水所侮，土代表脾胃，所以在消化功能方面也容易受影响，故有脾虚便溏倾向。在一气周流中，木指生发的趋势，而水指藏纳的状态。气机图可见该男子生发之力显示（-16.96）明显较弱，而收敛肃降之力较强。

主诉：怕冷，容易出汗，四肢常有无力感，夏季也常手脚不温，大便稀溏，曾吃中药 2 年以上，吃药时好转，停药后有反复。

检查：面色苍白，舌嫩苔白滑，脉弱，胁肋期门穴按压酸痛打嗝。

辨证：脾肾阳虚，肝郁气滞。

外治方案：顾护中焦，温阳化湿，补益肾气，疏肝解郁。顾护中焦宜灸中脘、脾俞；温阳化湿宜灸水分、气海、公孙；补益肾气宜灸关元、肾俞、复溜；疏肝解郁宜灸期门、气会膻中，并配合按压肝经原穴太冲。以上选穴，根据灸感找最佳反应点，持续施灸。第一阶段每天施灸，每次 1 ～ 2 穴，以灸足量为度。连续灸一周观察变化，再进行调整。

随访：在草堂首次施灸仅灸中脘，一刻钟后即出现大量打嗝反应，随后出现掌心脚心湿冷汗液渗出，一个半小时后，逐渐手脚温热。随后，嘱回家自灸，7 天后，大便已开始成形，怕冷减轻，精神好转。调整隔日一灸，每次灸透，一个月后心情时常愉快，大便正常，四肢开始有力量感，怕冷持续减轻。后嘱每周 2 ～ 3 次，维持常规艾灸调理。

案例 2

刘某，男，出生时间：1974 年 5 月 9 日 12：45。时空结构：甲寅（年），己巳（月），庚戌（日），壬午（时）。

通过时空基因分析，得到以下五脏图（附图 4）、五脏阴阳分布图（附图 5）以及气机图（附图 6）：

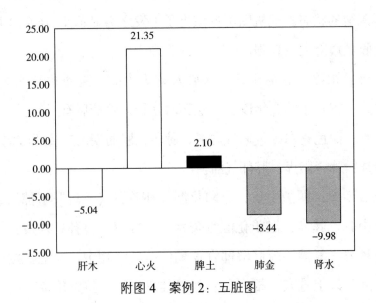

附图 4　案例 2：五脏图

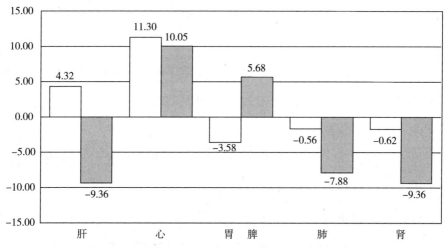

附图5　案例2：五脏阴阳分布图

左升 16.31	中　气		右降 −18.42	
心 21.35			肺 −8.44	上焦 12.91
	脾 5.68	胃 −3.58		中焦 2.10
肝 −5.04			肾 −9.98	下焦 −15.02

附图6　案例2：气机图

先天分析：如图所示，该男子火的能量很旺，而水的能量较弱。火对应心和小肠。中医里的心又对应人的精神活动思维状态。所以，可见其精神活动相对活跃，思虑较多，根据其五行火旺结合气机图看一气周流趋势，上焦12.91，下焦−15.02，可以推断其有上热下寒表现倾向，以及头胀头痛倾向、心脏脑血管等问题倾向，睡眠质量不高、多梦倾向，另外，火强克金，有呼吸系统隐患，易咳易喘气管或鼻腔不适等倾向。

主诉：常有咽喉不适，感觉呼吸气道不畅，口腔易发溃疡，时常有偏头痛。互联网从业者熬夜较多，每月有 1 ～ 2 次失眠困扰，偶有感觉到心跳，牙龈易出血。

检查：面红赤且痤疮明显，舌红苔少，舌形尖长，脉细数，话多语速快，思路敏捷，时有清嗓子表现。

辨证：阴虚火旺。

外治方案：阴虚火旺慎灸，引火归元灸法需要很高的熟练程度来把握灸量，否则适得其反。故嘱该男子宜找方剂医生开汤剂调理，草堂辅以耳穴泻心火、调肾阴，使其水火既济。耳穴贴压主穴：心、耳尖、神门、肾、三焦、脾等，配穴：肝、咽喉、皮质下、神经衰弱点、多梦区、深沉睡眠穴等。另嘱每晚用艾叶煮水微热程度泡脚，不出汗为度，泡 30 分钟左右，另左右交替按揉涌泉。

随访：耳穴贴压后，困意出现较早，而且明显眼皮沉重，当晚睡眠深沉很多，一周后交换耳朵贴压，并开始吃汤剂调理。一个月后已在练太极拳，心境已较之前有很大改善，语速和缓，当月未出现失眠。

案例 3

何某，女，出生时间：1950 年 9 月 21 日 17：15。时空结构：庚寅（年），乙酉（月），己未（日），癸酉（时）。

通过时空基因分析，得到以下五脏图（附图 7）、五脏阴阳分布图（附图 8）以及气机图（附图 9）：

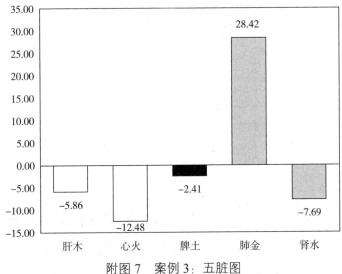

附图 7　案例 3：五脏图

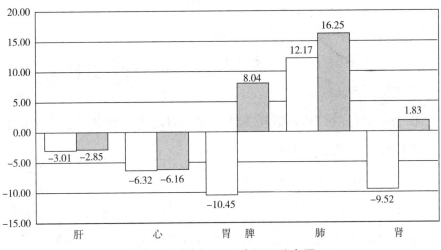

附图 8　案例 3：五脏阴阳分布图

左升 −18.34	中　气		右降 20.73	
心 −12.48			肺 28.42	上焦 15.94
	脾 8.04	胃 −10.45		中焦 −2.41
肝 −5.86			肾 −7.69	下焦 −13.55

附图 9　案例 3：气机图

先天分析：此人的先天五行表现，突出的特点是金旺（数值为28.42）。根据五行生克关系，可以得知其肝胆（木）系统会受影响，情绪容易波动。金强之人，性格也较耿直。再看气机图右侧三焦数值分布，上焦 15.94，下焦 −13.55，很典型的上实下虚。金过强，其肺与大肠等系统易出现问题，易有皮肤病倾向。

主诉：血压稍高，脾气大，肝火旺，容易抽筋，痉挛，下肢易寒凉，在吃降压药。

检查：面色白，声音响亮，话不多，有隐忍。脉弦数，舌边尖红，舌根苔厚腻。关节屈伸不利。

辨证：肝阴不足，肾阳虚亏。

外治方案：温补肾阳，宜养肝阴。取灸火以克金之旺，从而使受强金砍伐之弱木得缓；上实下虚，宜灸下焦，引火下行。故艾灸取穴关元、足三里、肾俞、八髎（行下焦气血）、阳陵泉（筋会，缓筋拘挛）、三阴交、太溪等。每周灸 1～2 次，每次 1～2 穴，找最佳热敏反应点。不可灸过量，以下焦为主。另宜按揉太冲、风市。耳穴贴压取穴降压点、肝、肝阳、热穴、肾、肾上腺、神门、三焦、身心、快活穴等。嘱忌辛辣，忌熬夜。

随访：自灸1个月后，前半月灸感强烈，吸热明显，下肢寒凉有改善。睡眠质量提高，情绪较之前和缓。嘱可保持常规调理，保持运动量，宜慢跑，拉伸。

案例 4

李某，男，出生时间：1982年2月13日23：51。时空结构：壬戌（年），壬寅（月），丁卯（日），壬子（时）。

通过时空基因分析，得到以下五脏图（附图10）、五脏阴阳分布图（附图11）以及气机图（附图12）：

先天分析：如图所示，脾虚（-11.12）特征明显，另有湿有寒（肾水21.72）。一般会表现为寒湿痹症、便溏、身体肥胖等倾向，因土弱水强，水侮土，脾胃功能偏弱，运化不力。

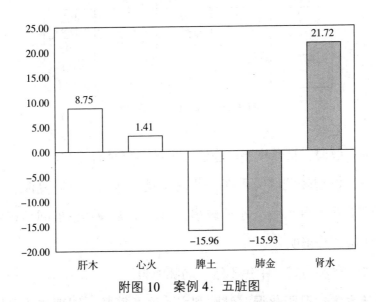

附图 10　案例 4：五脏图

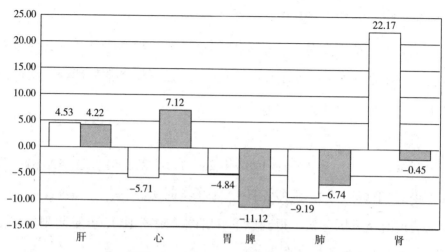

附图 11　案例 4：五脏阴阳分布图

左升 10.16	中　气		右降 5.79	
			肺 -15.93	上焦 -14.52
心 1.41				
	脾 -11.12	胃 -4.84	中焦 -15.96	
肝 8.75				
			肾 21.72	下焦 30.47

附图 12　案例 4：气机图

主诉：晨僵、腰骶椎寒凉隐痛、下肢脚踝时有浮肿。

检查：体型较肥胖。舌淡，苔白厚腻，脉濡。下肢复溜、三阴交处按压有轻微水肿凹痕。小便较多，口淡不渴。耳诊屏间切迹内、三角窝内脂溢性分泌明显。

辨证：寒湿内盛，中焦不运，筋脉痹阻。

外治方案：温阳化湿，健脾利水，温通筋脉。调理方法选用草堂督脉灸。督脉灸选用材料为热生姜泥和待燃烧的艾绒。生姜性温宜散风寒，艾草温和宜补阳气，取温热姜泥铺于督脉膀胱经上，姜泥上铺艾绒点燃温灸，使艾火之热传经透肌，可有驱寒除湿之功效。而督脉又是阳脉之海，又是病灶所在，近治取通经舒筋活络之用，特别在八髎穴处重点施灸。每周 1 ～ 2 次。

随访：每一次调理，均有较明显改善。第 5 次调理前，晨僵、疼痛等诸症皆消，加强巩固一次，后期酌选八髎、腰阳关、委中、三阴交、阴陵泉、太溪、复溜等下肢穴位进行温和悬灸。李某因工作较忙，常无稳定时间维持常规调理，尽管如此，分别在 1 年后、2 年后回访依然没有复发。

案例 5

冯某，女，出生时间：1983 年 4 月 14 日 9：20。时空结构：癸亥（年），丙辰（月），壬申（日），乙巳（时）。

通过时空基因分析，得到以下五脏图（附图 13）、五脏阴阳分布图（附图 14）以及气机图（附图 15）：

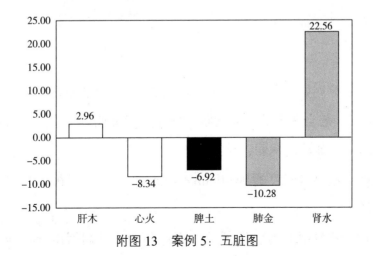

附图 13　案例 5：五脏图

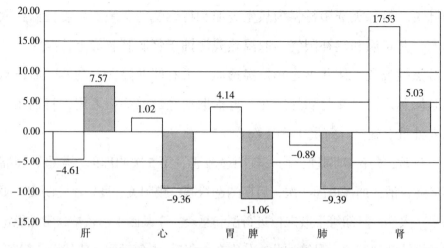

附图 14　案例 5：五脏阴阳分布图

左升 -5.38	中　气		右降 12.28	
心 -8.3			肺 -10.28	上焦 -18.62
	脾 -11.06	胃 4.14	中焦 -6.92	
肝 2.96				
			肾 22.56	下焦 25.52

附图 15　案例 5：气机图

先天分析：如图所示，寒湿（肾水 22.56）特征明显，另伴有脾虚（-11.06）。一般会表现为寒湿痹症、便溏、身体肥胖、水肿等倾向，因水强火弱，心肺功能偏弱，易疲劳。

主诉：左侧肾轻度囊肿 40mm×40mm，乏力，早醒，易口渴，大便不成形。

检查：首诊眼睑有轻微浮肿，面色不荣，脉濡微滑，舌淡，苔白滑、中下焦厚腻，怕冷。

辨证：痰浊困脾，水壅津亏。

外治方案：温补肾阳，利水消肿，健脾和中。温补肾阳，艾灸取穴：肾俞、关元、命门、神阙、太溪、复溜；利水消肿：膀胱俞、八髎、水分、水道、气海；健脾和中：脾俞、足三里、阴陵泉、公孙、三阴交等。每周建议 1～2 次，每次 1～2 穴，灸透为度。耳穴配肾、膀胱、三焦、肾上腺、脾、内分泌等。

随访：每次艾灸灸感都很明显，局部吸热、透热、经络感传等。艾灸结束觉得亢奋，想唱歌，有流鼻涕、排小便等多种反应。另嘱用温胆汤、五苓散等本草外用泡脚，口渴减少，怕寒怕冷基本改善，再次体检，肾囊肿没有同往常一样的每年增长 1～2cm，反而出现缩小迹象。

案例 6

孟某，男，出生时间：1984 年 10 月 18 日 18：25。时空结构：甲子（年），甲戌（月），乙酉（日），乙酉（时）。

通过时空基因分析，得到以下五脏图（附图 16）、五脏阴阳分布图（附图 17）以及气机图（附图 18）：

先天分析：如图所示，此人突出的特点是金旺（数值为 19.01）。金强之人，根据五行生克关系，可以得知其肝胆（木）系统会受影响，肝气容易郁结。此外，脾土偏弱（–12.31），消化系统较弱，有脾虚便溏倾向，小肠（–9.52）能量较弱，吸收功能不佳，体型易消瘦；心火为 –16.03，易有畏寒肢冷倾向。

主诉：梅核气，慢性咽炎，脂溢性脱发，反流性食管炎，多梦易醒，乏力，大便黏腻，不成形，腰骶椎隐隐酸痛。

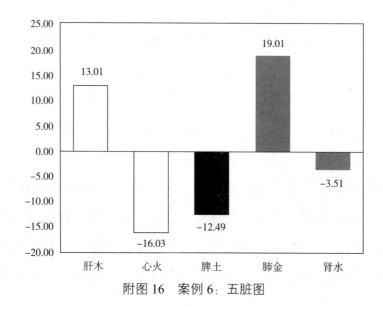

附图 16　案例 6：五脏图

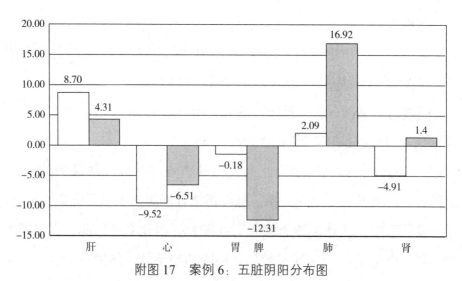

附图 17　案例 6：五脏阴阳分布图

左升 -3.02	中 气		右降 15.50	
心 -16.03			肺 19.01	上焦 2.98
	脾 -12.31	胃 -0.18		中焦 -12.49
肝 13.01			肾 -3.51	下焦 9.50

附图 18　案例 6：气机图

检查：胸骨下端皮肤发青，大鱼际瘀络明显、四缝瘀络，面枯。舌红苔滑，舌中、舌根苔厚腻，脉弱。

辨证：痰湿阳虚，心下痞满，中焦不运。

外治方案：运化中焦，艾灸取穴：中脘、至阳、足三里、脾俞、胃俞。祛湿健脾：水分、公孙、气海、天枢。另示以摩腹手法，嘱长期坚持。灸阳性反应点，胸骨剑突下皮肤发青处及膻中、巨阙、下脘等任脉上敏感穴位。嘱咐食疗黑豆茶等。每周 1 ～ 2 次，每次 1 ～ 2穴，坚持调理。耳穴贴压选穴：食道、胃、大肠、小肠、脾、肝、肾上腺、肺、三焦、内分泌、神门、腰骶椎等。

随访：1 个月后，自行中断中药，面色润泽，打嗝、胸闷消失，额头发亮，气色好转。饭后胸闷消失，肠中气动常排气，胃不适减轻。持续保持常规调理，后灸感逐渐明显。有透热传热现象。1 年后腰骶椎酸痛、乏力消失。现依然保持每周 1 次常规养生保健调理。

以上案例都是取自草堂当面咨询调理的客人，因为当面，所以先天和后天可以进行综合判断，制订调理方案时会更合理，也更具针对性。但还有一些人不能前来，希望草堂从出生时间这个单一信息源进行先天分析，尝试诸多案例后得知，依然还是有很大一部分先天分析和后天表现是相当一致的。草堂会根据分析结论，给出基于先天禀赋的调理养生建议，比如下图（附图 19）所列表格，为部分建议内容：

附图 19　先天分析内容部分截图

先天表现倾向
1.脾胃及小肠功能弱，有消化和吸收能力不足倾向。有暴饮暴食倾向，有胃寒、易腹泻倾向
2.体寒肢冷、心阳不振、喜暖恶寒倾向，以及心动过缓、脑供血不足、贫血、心悸、心律不齐等倾向
3.有气滞血瘀倾向，焦虑易怒或抑郁倾向；思虑、过重倾向，体表皮肤易有色素沉淀倾向
4.注意眼睛防护，易眼睛干痒发炎、飞蚊症以及视力降低倾向，内分泌系统及妇科问题倾向
5.注意关节肌肉经筋的放松拉伸，有易于抽筋倾向，有口苦欲呕、胁肋闷胀倾向

先天调养建议		
	宜	忌
饮食	山药、大枣、薏米、红豆、山楂、陈皮、牛肉、羊肉、鸡肉、黑豆粉、生姜、桂圆等	油腻、生冷、寒凉、辛辣饮食
运动	慢跑、易筋经、站桩	剧烈运动、极限运动、潜水
起居	南方、东方；红色、青绿色；干燥向阳处居住，晒太阳。数字：2、3、7、8	黑色、北方；傍水而居；熬夜（23：00 以后睡觉）；数字：1，6
经穴调养	中脘、足三里、神阙、关元、巨阙宜艾灸；膻中、太冲宜按揉；耳穴：肝、脾、心、神门、三焦、内分泌、膀胱、肾上腺等	水疗、蒸桑拿

续　表

重点提醒
1. 2027年防范意外伤害，特别在该年清明、谷雨节气内，以及下半年间。注意远离水源，减少水上交通出行
2. 每逢生肖龙年都要注意低调行事。肾脏、膀胱等泌尿系统小问题及时看医生

特别说明	本测评先天表现倾向以及先天调养建议等，仅根据出生时间而得，而个人的健康状况还受后天环境、饮食起居等各种因素影响，因此本简报仅供参考。若要得出更适合个体的健康调养建议，需要对个体当面进行综合辨证判断。

　　恰逢陆老师新书出版之际，小生才疏学浅，略举部分草堂时空基因应用案例，借以抛砖引玉，希望同道多加指点。同时，期盼陆老师的最新研究成果也能运用于更多机构，为更多专业人士临证提供参考，让传统中医精髓再现崭新的时代光彩。

上未草堂健康管理（上海）工作室　秦敏禾
戊戌，大雪

主要参考文献

［1］陆致极.又一种"基因"的探索.上海：上海人民出版社，2012.

［2］陆致极.解读时空基因密码：轻松知道你的先天体质.北京：中国中医药出版社，2017.

［3］詹姆斯·沃森.DNA：生命的秘密.陈雅云，译.上海：上海人民出版社，2010.

［4］王琦，盛增秀.中医体质学说.南京：江苏科学技术出版社，1982.

［5］王琦.中医体质学.北京：中国医药科技出版社，1995.

［6］王琦.九种体质使用手册.长春：北方妇女儿童出版社，2010.

［7］王琦.中医治未病解读.北京：中国中医药出版社，2007.

［8］王琦.中国人九种体质的发现.北京：科学出版社，2011.

［9］王琦.中医藏象学.北京：人民卫生出版社，1997.

［10］匡调元.人体体质学：中医学个性化诊疗原理.上海：上海科学技术出版社，2003.

［11］匡调元.人体新系猜想.上海：上海中医药大学出版社，2004.

［12］孙理军.中医解读人的体质.北京：中国中医药出版社，2008.

［13］傅杰英.中医体质养生.厦门：鹭江出版社，2009.

［14］张秀勤.体质与五脏养生.北京：中国轻工业出版社，2011.

［15］彭子益.圆运动的古中医学.北京：中国中医药出版社，2007.

［16］张涵.圆运动古中医临证应用.北京：中国医药科技出版社，2010.

［17］汪德云.运气与临床.合肥：安徽科技出版社，1990.

［18］李阳波.开启中医之门：运气学导论.北京：中国中医药出版社，2005.

［19］黄涛，李坚，文玉冰.李阳波时相养生手册（最新版）.北京：中国医药科技出版社，2013.

［20］任应秋.任应秋运气学说六讲.任廷革，整理.北京：中国中医药出版社，2010.

［21］方药中，许家松.黄帝内经素问运气七篇讲解.北京：人民卫生出版社，2007.

［22］张景明，陈震霖.天人合一的时空观：中医运气学说解读.北京：人民军医出版社，2008.

［23］杨威，白卫国.五运六气研究.北京：中国中医药出版社，2011.

［24］黄天锡，刘含堂.实用运气学说.北京：学苑出版社，2006.

［25］庄一民.中医运气与体质养生.北京：中国中医药出版社，2009.

［26］田合禄.五运六气解读人体生命.北京：中国中医药出版社，2017.

［27］田合禄，周晋香，田蔚.医易生命科学.太原：山西科学技术出版社，2007.

［28］田合禄，毛小妹，秦毅.中医自然体质论治.太原：山西科学技术出版社，2012.

［29］寇胜华.中医升降学.南昌：江西科学技术出版社，1990.

［30］张恒，杨锐.中医升降学说疏要.北京：学苑出版社，2012.

［31］刘力红.思考中医：伤寒论导论.南宁：广西师范大学出版社，2006.

［32］邹学熹.中医五脏病学.成都：四川科学技术出版社，2007.

［33］邓铁涛.中医五脏相关学说研究：从五行到五脏相关.广州：广东科技出版社，2008.

［34］张效霞.脏腑真原.北京：华夏出版社，2010.

［35］李文.藏象异论.2版.广州：暨南大学出版社，2013.

［36］潘毅.寻回中医失落的元神（1）（2）.广州：广东科技出版社，2013.

［37］张宗明.传承中医文化基因：中医文化专家访谈录.北京：中国医药科技出版社，2015.

［38］张其成.易道主干.北京：中国书店，1999.

［39］杨力.周易与中医学.3版.北京：北京科学技术出版社，2005.

［40］楼中亮.算病：算出体质，量身订做养生方案.台北：时报文化，2010.

［41］楼中亮.算病（Ⅱ）：算体质，知病根，健康不求人.台北：方智出版社，2016.

［42］陆致极.中国命理学史论：一种历史文化现象的研究.上海：上海人民出版社，2008.

［43］陆致极.命运的求索：中国命理学简史及推演方法.上海：上海书店出版社，2014.

［44］陆致极.中国命理学简史及推演方法.香港：香港万里机构，2015.

［45］陆致极.八字命理学基础教程.香港：香港圆方出版社，2016.

［46］陆致极.八字命理学进阶教程.香港：香港圆方出版社，2018.

［47］陆致极.八字命理学动态分析教程.香港：香港圆方出版社，2018.

［48］刘启治.八字验方.香港：香港聚贤馆文化有限公司，2007.

［49］张闻玉.古代天文历法讲座.广州：广州师范大学出版社，2008.

［50］郭志刚.社会统计分析方法：SPSS 软件应用.北京：中国人民大学出版社，2009.

［51］斯科特·梅纳德.应用 Logistic 回归分析.2 版.李俊秀，译.上海：格致出版社，2012.

［52］朱训生.中医模糊方法导论.上海：上海交通大学出版社，2008.

［53］曲福恒，崔广才，李岩芳，等.模糊聚类算法及应用.北京：国防工业出版社，2011.

［54］蔡静颖.模糊聚类算法及应用.北京：冶金工业出版社，2015.

［55］赵英英.初诊 2 型糖尿病发病与出生日期运气学信息相关性研究.中华中医药杂志，2012，27（2）：507-509.

［56］郝宇.不同天干、岁运时段出生人群后天罹患疾病倾向的差异性研究.北京中医药，2014，33（9）：643-645.

［57］刘一玄.出生日期的客气对后天罹患疾病倾向的趋势性分析.中华中医药杂志，2014，29（4）：1038-1041.

［58］张洪钧.五运六气禀赋与原发性高血压易患性的相关性.中医杂志，2014，55（17）：1475-1480.

［59］张轩，刘一玄，贺娟.脑梗死患者出生日期的运气规律探析.北京中医药大学学报，2015，38（12）：834-837.

［60］徐玮飞.基于五运六气的慢性胃炎中医症状与出生日期关联探析.中华中医药学刊，2016，34（8）：1816-1819.